1. Auflage
© 2020 edition v - Bregenz
Porträtfoto Friederike Mathis: Angela Lamprecht
Lektorat: Jeannette Bell
Rechtliche Beratung: Richard Bickel
Umsetzung & Design: Atelier Raos Design
ISBN 978-3-903240-23-0

www.friederikemathis.at

Aus Gründen der leichteren Lesbarkeit verwende ich im Folgenden die gewohnte männliche Sprachform bei personenbezogenen Substantiven und Pronomen. Dies impliziert jedoch keine Benachteiligung des weiblichen Geschlechts, sondern soll im Sinne der sprachlichen Vereinfachung als geschlechtsneutral zu verstehen sein.

NATURHEILKUNDE-TIPPS VON
Friederike Mathis

●

Natur wirkt
Hausmittel & Homöopathie
schnell und einfach

EDITION V

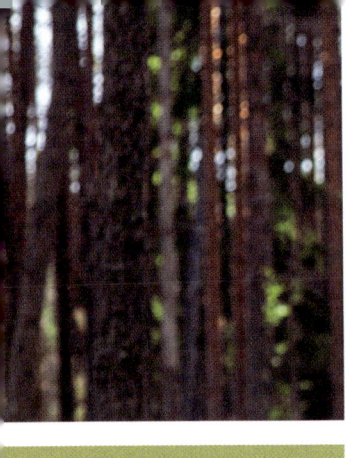

Seite 11

Vorwort

Seite 14–73

Teil I
Beschwerden
von A–Z

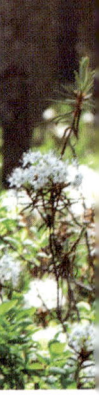

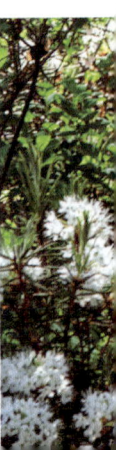

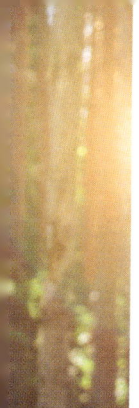

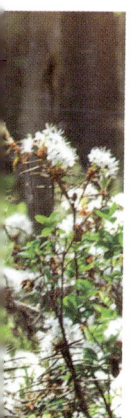

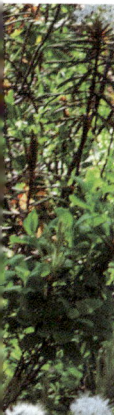

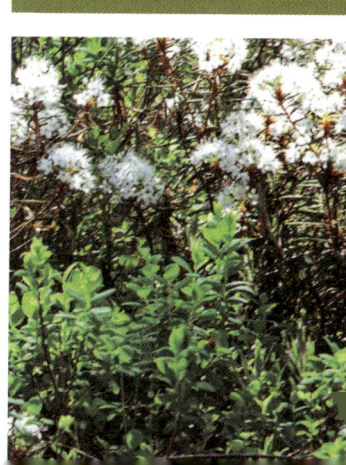

Wenn wir jedem Menschen die richtige Dosis Nahrung, Bewegung und Entspannung geben könnten, nicht zu viel und nicht zu wenig, hätten wir den besten Weg zur Gesundheit gefunden.

Hippokrates (erweitert)

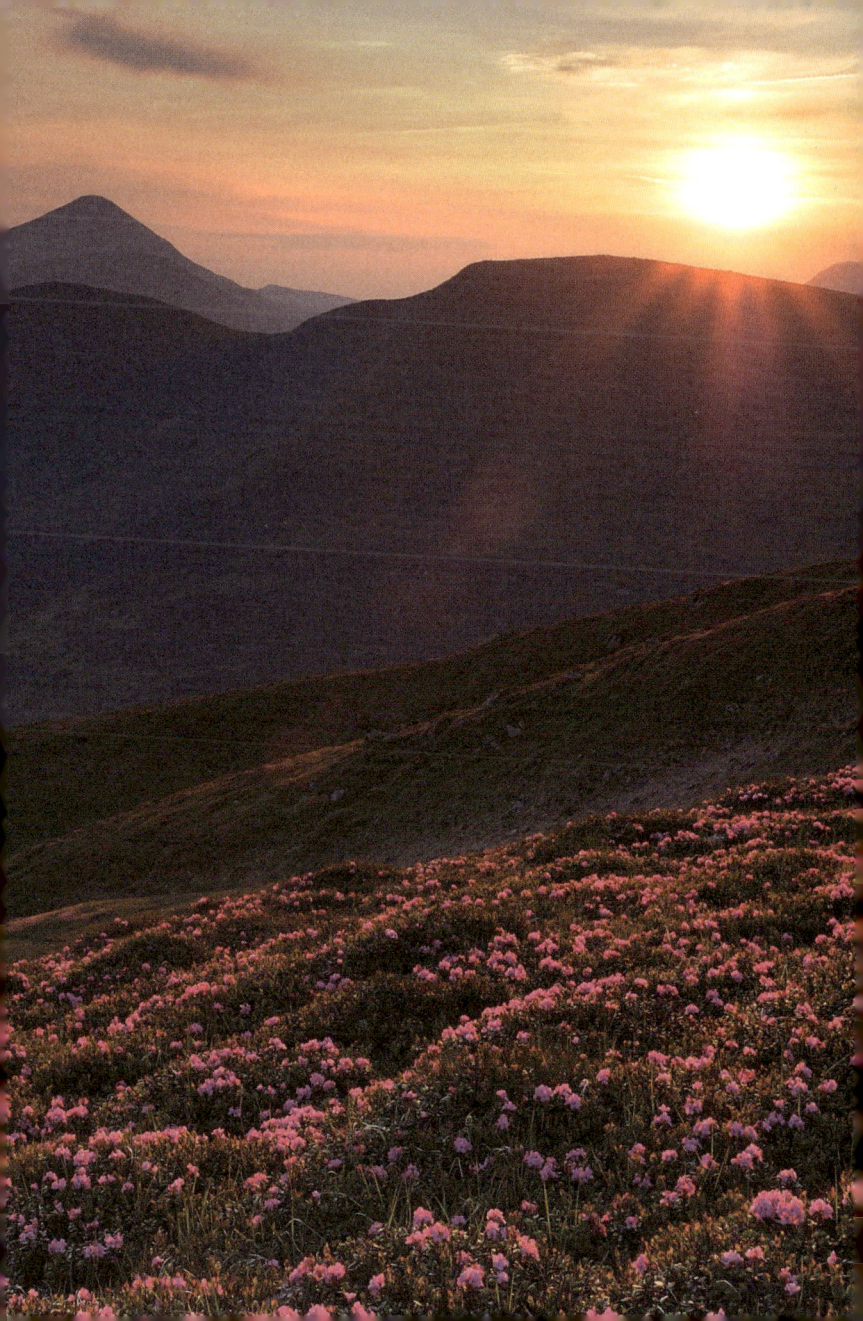

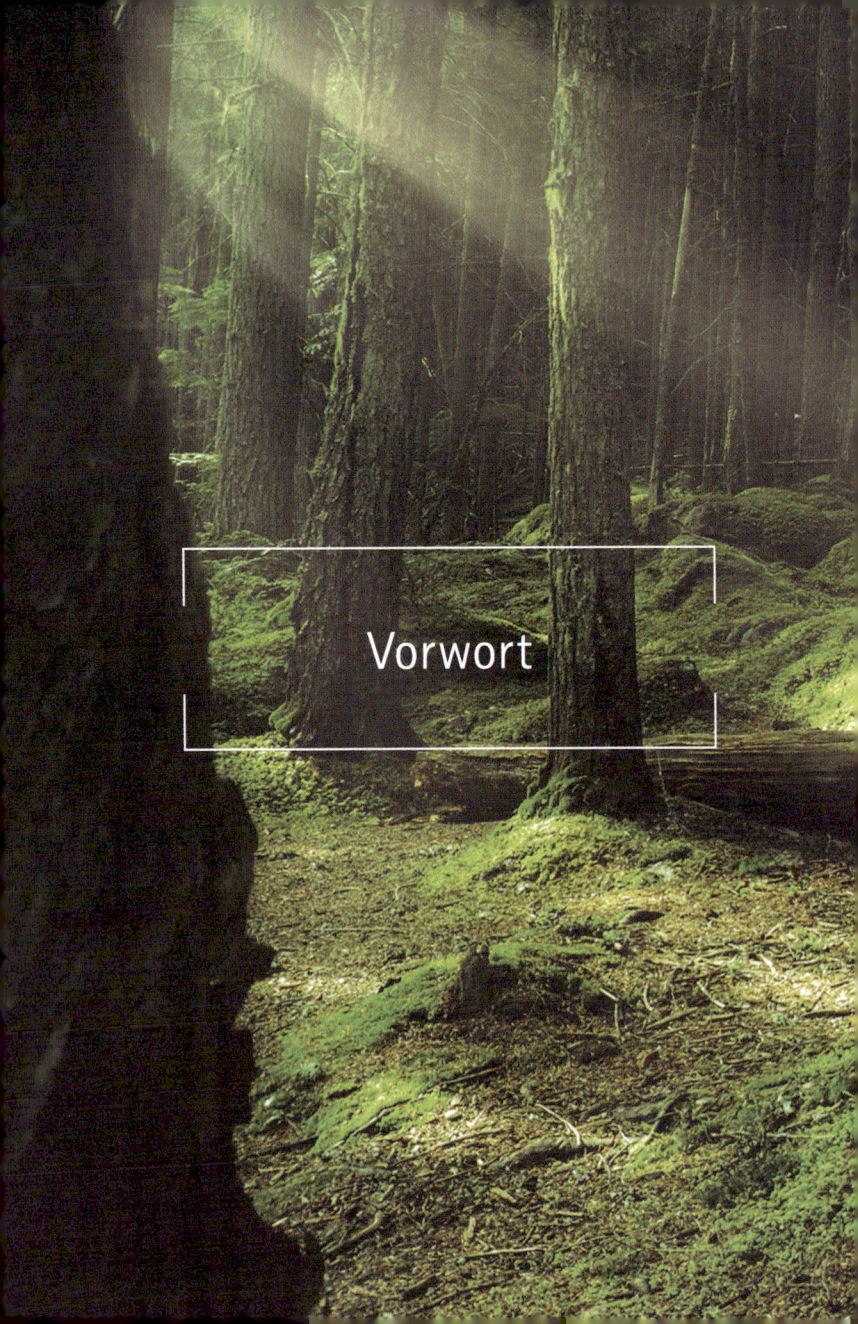

Vorwort

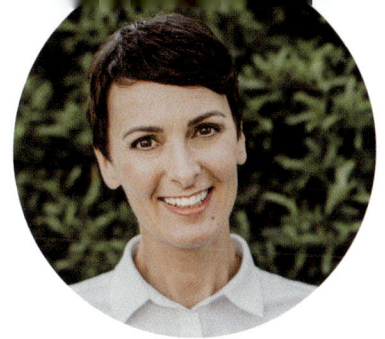

Ich versuche mich in diesem Vorwort, so wie im ganzen Buch, möglichst kurz zu fassen. Denn Zeit ist eine der wichtigsten Arzneien und am meisten Aufmerksamkeit verdient der Patient oder die Patientin, um die Sie sich vielleicht gerade kümmern (auch wenn Sie selbst es sind).

Nach dem Motto „Gesund durch den Alltag" konzentriert sich dieses Buch auf die wichtigsten Erkrankungen von A bis Z, die Sie nach eigenem Ermessen mit den Mitteln der Naturheilkunde und traditioneller Volksmedizin behandeln können.

Ich selber lebe seit zehn Jahren ganz ohne schulmedizinische Medikamente. Da gehört sicher Glück dazu, denn in bestimmten Fällen führt an ihnen selbstverständlich kein Weg vorbei – aber dahinter steht auch ein starker Wunsch nach Eigenverantwortung und nach einem unabhängigen Urteil.

Krankheit bringt Unsicherheit in die Familien. Sollen wir das Fieber senken? Wie messe ich es überhaupt korrekt? Braucht es einen Arzt? Bedeutet der geschwollene Fuß nach dem Bienenstich schon eine allergische Reaktion? Welches pflanzliche Mittel hilft auf sanfte Weise? Wenn sich das Kinderzimmer in ein kleines Lazarett verwandelt, sind die Eltern ja nicht automatisch besser in Form, nur weil gerade besonders viel Kraft und ein klarer Kopf gefordert sind – im Gegenteil, oft sind sie auch selber angeschlagen. Für solche Situationen habe ich dieses Buch geschrieben – als bodenständigen, alltags- und urlaubstauglichen Ratgeber im Taschenformat, leicht verständlich, ohne Fremdworte und Fachjargon. Alle im Buch empfohlenen Mittel und Behandlungen habe ich selber vielfach erprobt. Die nötigen Utensilien sind einfach zu beschaffen oder in den meisten Haushalten sowieso bei der Hand. Im letzten Teil dieses Buches finden Sie eine Liste der wichtigsten österreichischen Notfallnummern.

Soweit zur Frage, für wen ich dieses Buch geschrieben habe. Warum habe gerade ich mich dafür zuständig gefühlt?

In meiner ganzheitlichen Naturheilpraxis nahe dem Harder Bodenseeufer begleite ich seit anderthalb Jahrzehnten Menschen heraus aus Unsicherheit, Ängsten und Stress in die Klarheit und Tiefenentspannung – durch orientierende Gespräche und meine manuelle Behandlung. Aus der Berührung erwächst das gegenseitige Vertrauen, damit gesundheitliche Belastungen auf einer Ebene, die über körperliche Symptome hinausgeht, zur Sprache kommen können: in einem ganzheitlichen Sinn eben. Dabei greife ich auf meine fundierte Ausbildung in klassischer Homöopathie und die Erfahrung aus Hunderten von Gesprächen und Analysen zurück.

Der Homöopathie habe ich einen der fünf Schwerpunkte gewidmet, die den alphabetischen Teil des Buchs ergänzen. Diese fünf Themen liegen mir aus verschiedenen Gründen besonders am Herzen. Einerseits bringen sie Hilfe gleich bei mehreren oder sogar fast allen Erkrankungen im Buch, wie z. B. die Homöopathie oder die Aloe vera. Andererseits höre

ich aus den Fragen, die in den entsprechenden Zusammen-
hängen an mich gerichtet werden, viele Zweifel und Unge-
wissheit heraus.

Das umstrittene Phänomen „Fieber" beispielsweise verdient
für mich dringend ein neues Verständnis als Zeichen der Heilung, nicht der Krankheit. Ich selber bin froh, dass ich nach
Jahrzehnten wieder die Fähigkeit erlangt habe, stark zu fiebern. Welches Maß an Vorsicht ist dennoch im Umgang mit
Fieber geboten? Auch das wird in diesem Kapitel beleuchtet.

Allen Schwerpunktthemen gemeinsam ist, dass sie mit meiner Berufs- und Lebenspraxis besonders eng verwoben sind
und meine Auffassung dessen widerspiegeln, was Gesundheit und was Heilung ist.

Gesundheit bedeutet für mich, an keinen akuten oder chronischen Symptomen zu leiden. Heilung geht über unseren
Körper, die eigene Person hinaus und hat viel zu tun mit
gesunden Beziehungen zu den Menschen um uns herum,
mit Verstrickung und Verständnis, Schuld und Verzeihung.
Darum ist es so wichtig, einen Menschen in seiner Krankheit
und Not ernst zu nehmen, ihm zuzuhören, Aufmerksamkeit
und Zeit zu widmen. Und so schließt sich der Kreis wieder
zum Beginn dieses Vorworts.

Ich wünsche allen, die sich aus diesem Buch bedienen, einen
klaren Blick für das Wesentliche, Mut zur eigenen Verantwortung und die nötige Zeit für ihre Patientinnen und
Patienten.

Friederike Mathis

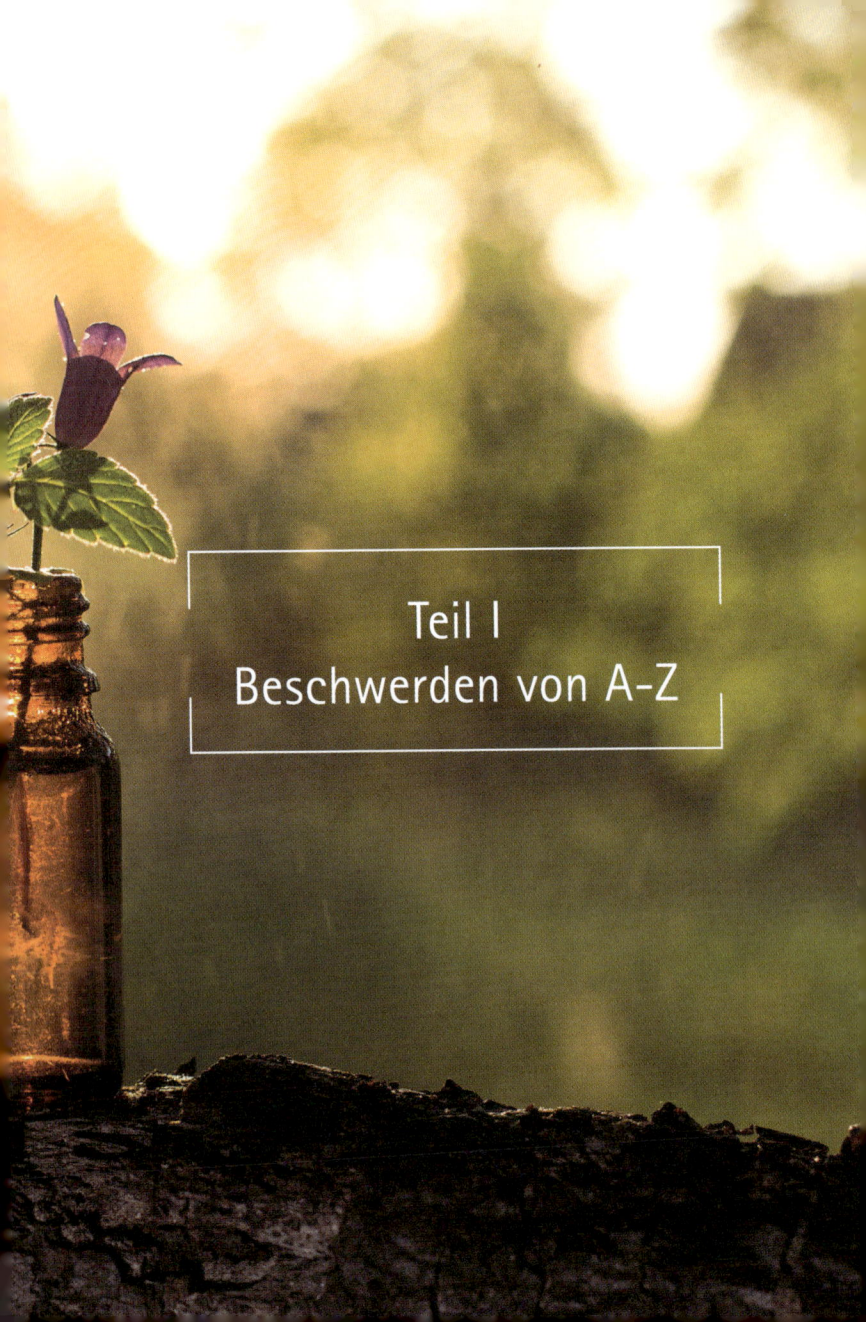

Teil I
Beschwerden von A–Z

Augenwehwehchen

Um klar zu sehen, genügt oft ein Wechsel der Blickrichtung.
(Antoine de Saint-Exupery)

 Augenwehwehchen reichen von tränenden, leicht geröteten Augen über Trockenheit des Auges bis hin zu vermehrter Sandmannbildung. Die Beschwerden können in Kombination mit einer Erkältung auftreten oder werden durch Überanstrengung oder Wind ausgelöst.

 Um Linderung zu verschaffen, können Sie mit Wasser oder Bio-Aloe-vera-Ursaft spülen.

Kurze Variante

Ein wenig temperiertes Wasser in eine Schüssel geben, ein Wattepad mit Wasser tränken, den Kopf über die Schüssel neigen und das Auge sanft in Richtung Nase ausspülen.

Länger dauernde Variante

Das Auge in gleicher Weise mit Bio-Aloe-vera-Ursaft behandeln. Dieser wirkt beruhigend und spendet dem Auge Feuchtigkeit. Die Wattepads können zudem reichlich getränkt und auf die Augen gelegt werden, wobei liegend entspannt werden kann. Ruhe fördert die Beruhigung. Die Spülungen sind wichtig, um einer Bindehautentzündung vorzubeugen.

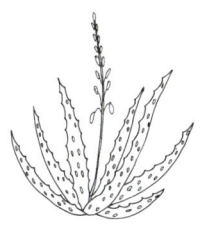

Aloe barbadensis
Miller
(Aloe vera)

Wenn die Rötung deutlich stärker wird und sich die Absonderung vermehrt, können dies Hinweise auf eine Bindehautentzündung sein. Bindehautentzündung ist ansteckend, deshalb rate ich dazu, Ihren Homöopathen zu informieren und einen Arzt aufzusuchen, um eine korrekte Diagnose zu erhalten.

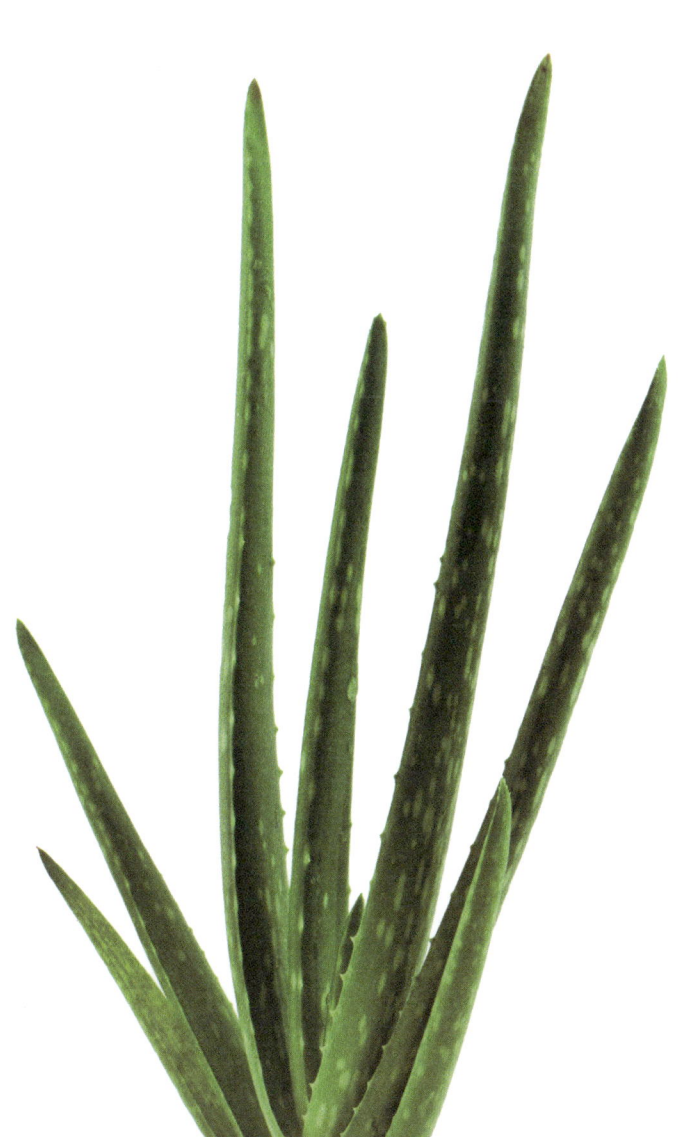

Bienenstich

Wusstest du, dass eine Honigbiene für 1 Kilogramm Honig 20 Millionen Blüten besucht? (www.rund-um-die-biene.at)

Bienenstich ohne Allergie
Die typischen Symptome eines Bienenstiches sind Schmerzen sowie Schwellung und Rötung des betreffenden Bereichs.

Den Stachel der Biene so schnell wie möglich entfernen, um zu verhindern, dass noch mehr Gift in den Körper gelangt. Den betroffenen Bereich umgehend ruhigstellen, damit sich das Gift nicht weiter verteilt. Wenn Sie kühlen, rate ich, zimmertemperiertes Wasser zu verwenden. Kälte verengt die Gefäße, die Folge ist eine reduzierte Versorgung der Nerven und eine Verringerung der Durchblutung, dadurch kann es zu Komplikationen kommen.

Besondere Vorsicht ist angezeigt bei der Verwendung von Eiswürfeln oder Coldpacks. Hier besteht zusätzlich Erfrierungsgefahr.

Bio-Aloe-vera-Gel kann den Genesungsprozess positiv unterstützen. Das Gel wirkt wunderbar kühlend, die Rötung und die Schwellung beruhigen sich gut.

Anwendung
Das Gel kann stündlich wiederholt aufgetragen werden. Das Gel kann auch großzügig aufgetragen, eine Gaze darüber-

gelegt und leicht mit einem Küchentuch eingeschlagen werden, damit es über Nacht seine Wirkung leisten kann.

Als Homöopathikum sind Globuli Apis mellifica C 30, einmalig 3 Stück in den Mund, empfohlen.
Sprechen Sie sich gegebenenfalls bezüglich Potenz, einer Wiederholung oder einer Folgearznei mit ihrem Homöopathen ab!

Wenn die entsprechenden Maßnahmen unverzüglich und wie beschrieben eingeleitet werden, ist der Erfolg sicher.

Bienenstich mit allergischer Reaktion
Hier herrscht akute Lebensgefahr! Der Notarzt sollte sofort gerufen werden (141).
Alarmsymptome, die sich innerhalb von Minuten entwickeln, sind z. B. Atemnot, Angst, Herzrasen, Schweißausbruch, heftiger Juckreiz an Kopfhaut und Zunge, großflächige Hautrötung u.a.m.

Als Homöopathikum wird Carbolicum Acidum C 30, bevor der Notarzt eintrifft, 3 Stück Globuli in den Mund, empfohlen. Morrison weist darauf hin, dass Kent seinen Gebrauch bei schwerer anaphylaktischer Reaktion auf einen Bienenstich erwähnt (vgl. Morrison, S. 195).

Allergiker verfügen meistens über ein Notfall-Set.
Der Betroffene weiß über die korrekte Anwendung Bescheid, da dieser Zustand sehr dramatisch ist und eine schnelle Reaktion erforderlich ist. Es ist von Vorteil, die Notfallsituation immer wieder zu üben, damit in der Aufregung des Ernstfalls entsprechend gehandelt werden kann.

Eine allergische Reaktion können auch Menschen haben, die davor noch nie allergisch reagiert haben.

Auf den Betroffenen sollte unterstützend eingewirkt werden, indem ihm mitgeteilt wird, dass der Notarzt unterwegs ist. Durch Öffnen eines Fensters, Öffnen seiner Kleidung oder Zufächeln von Luft kann dem Betroffenen Luft verschafft werden.

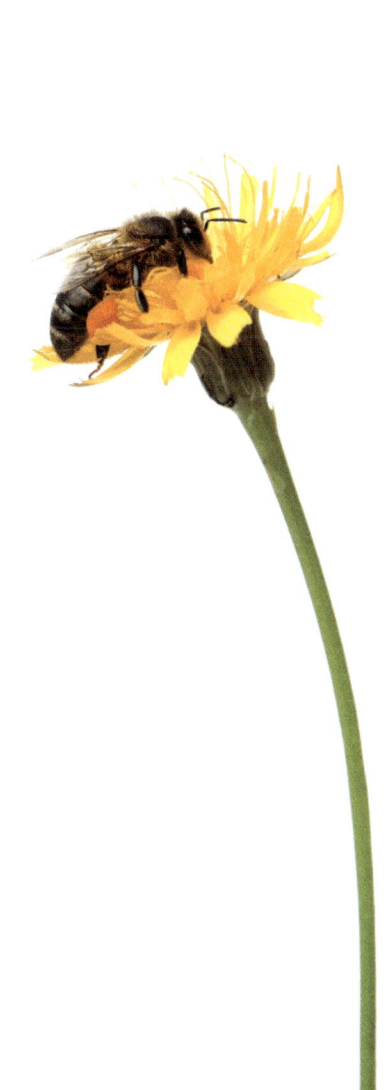

Durchfall

Es ist schon eigenartig, dass wir selbst beim Loslassen noch meinen, wir müssten etwas leisten. (Helga Schäferling)

Von Durchfall wird gesprochen, wenn man mehr als dreimal am Tag breiigen, dünnen oder flüssigen Stuhl absetzt. Die Symptome können durch Nahrungsmittel, Medikamente oder Nervosität u.a. auftreten, oder es kann eine chronische Erkrankung der Grund dafür sein.

Bei Durchfall rumort es in den Därmen, man leidet unter Bauchschmerzen und Blähungen u.a.m. Der Durchfall ist ein Ausdruck des Organismus, es ist ein Versuch, die Balance wiederherzustellen.

Ernährung bei Durchfall

Keine schwer verdaulichen Speisen (fette Speisen, Saucen, Frittiertes, Fast Food) zu sich nehmen, um den Organismus nicht zusätzlich zu belasten.

Reis, Nudeln, Kartoffeln, Weißbrot, Karotten sowie Bananen und Äpfel sind gut und leicht verdaulich. Diese schonende Ernährung einhalten, bis der Stuhl wieder eine geformte Konsistenz annimmt.

Um die verlorenen Elektrolyte aufzufüllen, können Sie ein halbes Glas Mineralwasser mit einem halben Glas Bio-Orangensaft und einer Prise Salz trinken.

Rezept für eine Gemüsebrühe

1 Stange Lauch
2 Zwiebeln
1 mittelgroßer
  Knollensellerie
4 Karotten
1 Bund Petersilie
3 Tl Salz
1 Tl schwarzer Pfeffer
  ganz
4 l Wasser

Biologisches Gemüse gut waschen und samt den Gewürzen in das Wasser geben. Aufkochen lassen, zurückschalten und ca. 1 Stunde dahin köcheln lassen. Dann ist die Brühe zum Verzehr geeignet.

Achtung! Wenn der Durchfall an Intensität zunimmt und die Abstände, in denen er auftritt, sich verkürzen, ist die Gefahr der Dehydration gegeben (vor allem bei Kleinkindern und alten Menschen). Außerdem besteht die Möglichkeit einer chronisch zugrunde liegenden Erkrankung. Dann rate ich dazu, Ihren Homöopathen zu informieren und einen Arzt aufzusuchen, um eine korrekte Diagnose zu erhalten.

Sie sollten sich Zeit für den Ausscheidungsprozess nehmen und Wasser trinken.
Der Darm wird sehr gut entleert, indem Sie auf dem WC Platz nehmen und Ihre Füße auf einen Hocker stellen. Die Hocksitzhaltung ist die natürliche Form der Darmentleerung.

Erkältung

Es gibt Abendkleider, bei deren Anblick man richtig neugierig ist, ob die Trägerin zuerst einen Mann oder eine Erkältung einfängt. (Robert Lembke)

Eine Erkältung kann sich durch Abgeschlagenheit, Niesen, eine rinnende Nase, Schmerzen der oberen und unteren Atemwege u.a.m. zeigen. Die Symptome können ähnlich wie bei einem grippalen Infekt sein.

Teetrinken tut wohl

Zwei Teelöffel Tee auf eine Tasse kochendes Wasser, circa fünf Minuten ziehen lassen, dann absieben.

Von diesem Tee so viel wie möglich und vor allem so warm wie möglich trinken.

Lindenblüten, Holunderblüten, Thymian, Spitzwegerich, Salbei, Tannenwipfel eignen sich dafür besonders gut. Nicht länger als drei Monate lang von derselben Teesorte trinken. Für die individuellen Beschwerden den passenden Tee wählen.

Kalter, wärmeentziehender Wickel

> Man benötigt:
> 1 Geschirrtuch
> 1 Wollschal

Das Geschirrtuch der Länge nach mehrfach falten (für den

Hals eine gute Hand breit). Das erste Drittel in kaltes Wasser tauchen und um den Hals legen. Den Rest des Geschirrtuches so um den Hals wickeln, dass das erste Drittel völlig bedeckt ist. Darüber den Wollschal binden (nicht zu fest).

Die Wärme wird abgeleitet und der Reiz gehemmt. Bei diesem Wickel bleibt das Wickeltuch so nass und so kalt wie möglich. Der Wickel wird entfernt, wenn er warm geworden ist, und kann nach Belieben wiederholt werden. Nach der Anwendung sollte die Haut kalt abgewaschen und abgetrocknet werden.

Wenden Sie diesen Wickel nur dann an, wenn die betroffene Körperregion warm ist. Das gilt für alle Kaltanwendungen. Der Betroffene darf nicht frieren!
In dieser Region findet dadurch eine vermehrte Durchblutung statt, die den Prozess positiv unterstützt (vgl. Heilpraktiker).

Kartoffelwickel – warmer, entspannungsfördernder Wickel

Man benötigt:
3 Kartoffeln
1 Geschirrtuch
1 Stück von einer
    Küchenrolle
1 Tuch Wolle
    oder Seide

Drei mittelgroße Kartoffeln waschen und weichkochen und ein Geschirrtuch vorbereiten. Dieses in einer Breite, die dem Hals entspricht, zusammenlegen. Darauf ein Stück Küchenrolle platzieren und die gekochten Kartoffeln auf diesem zerdrücken.

Auf die Temperatur achten, damit man sich nicht verbrennt! Den Wickel so warm, wie es ertragen wird, auf die Brust legen. Darüber ein Wolltuch legen. Das Auflegen einer Wärmeflasche (über dem Wolltuch) hält die Wärme länger. Der Wickel wird, so lange er warm ist, getragen (ein bis zwei Stunden). Danach die Kartoffeln und das Tuch entsorgen, da sie die Giftstoffe aufgenommen haben.

Inhalieren

Wasser in einem Topf zum Kochen bringen, den Kopf über den Wasserdampf halten und ein Handtuch über den Kopf legen. Den Wasserdampf, so lange es angenehm ist, inhalieren. Bis zu dreimal täglich.

Die Wärme ist wohltuend. Die Schleimhäute werden befeuchtet und der Schleim wird verflüssigt. Somit wird der Schleim besser aus dem Körper transportiert, der Organismus vor Erregern geschützt und die Reinigungsfunktion unterstützt.

Achtung! Wenn Kinder auf diese Art inhalieren, bleiben Sie aufmerksam neben ihnen, denn sie könnten sich verbrühen. Alternativ können Sie sich ein Inhaliergerät zulegen.

Frische Lebensmittel in biologischer, regionaler, saisonaler Qualität unterstützen die Genesung. Falls diese nicht zugänglich sind, können hochwertige biologische Nahrungsergänzungsmittel eine Alternative sein.
Kraftbrühen wie Hühnerbrühe oder Rinderbrühe können Sie zu sich nehmen, solange Sie kein Fieber haben (siehe Grippaler Infekt).

Rezept für ein gesundes Frühstück mit schwarzem Sesam

Dinkelflocken
Fruchtsaft oder Wasser
1 Banane
1 Apfela
Trauben oder
  Obst je nach Saison
2 Tl Honig
3 Tl gemahlener
  schwarzer Ursamen

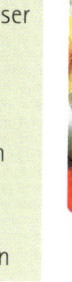
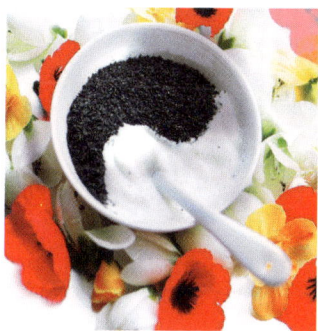

Dinkelflocken über Nacht in Wasser oder Fruchtsaft einweichen.

1 Banane zerdrücken und mit den Dinkelflocken vermengen.

1 Apfel in Stücke schneiden, ein paar Trauben (oder Obst je nach Saison) dazugeben.

2 Teelöffel Honig und 3 Teelöffel gemahlenen schwarzen Ursamen untermengen.

 Gönnen Sie sich vermehrt Ruhe und längere Schlafzeiten. Sie sollten keinen Alkohol trinken. Milchprodukte vermeiden, da diese die Schleimproduktion fördern (siehe Grippaler Infekt).

Bei der Vielfältigkeit der Wickel ist die Art der Beschwerde, der Zeitpunkt und die korrekte Anwendung ausschlaggebend. Sammeln Sie Ihre eigenen Erfahrungen.

Fieberblasen

Die Lippen einer Frau sind das schönste Tor zu ihrer Seele.
(Chinesische Weisheit)

Fieberblasen können durch Viren, Sonne, Kummer, sogar durch Ekel u.a.m. entstehen und bestehen aus Juckreiz, Spannungsgefühl, Rötung, gruppierten Bläschen, die zu Krusten eintrocknen.

Ist der Auslöser die Sonne, Sonneneinstrahlung vermeiden und mineralischen Sonnenschutz SPF 20 verwenden. Bio-Aloe-vera-Ursaft trinken, um das Immunsystem positiv zu unterstützen.

Einnahme
Morgens die Zähne putzen anschließend, 1 Stamperl ca. 4 cl Bio-Aloe-vera-Ursaft kurz im Mund hin und her bewegen, dann schlucken. Dasselbe am Abend. Für eine nachhaltige Wirkung empfehle ich die Einnahme über einen Zeitraum von drei bis sechs Wochen.

Bei anderen auslösenden Faktoren ist eine zusätzliche Stärkung des Immunsystems und das Aufsuchen eines Homöopathen empfehlenswert.

Biologisches ätherisches Melissenöl mit biologischem Olivenöl verdünnt, kann punktuell auf die Fieberblasen aufgetragen werden. Die Verdünnung: Auf einen El Olivenöl einen Tropfen Melissenöl.

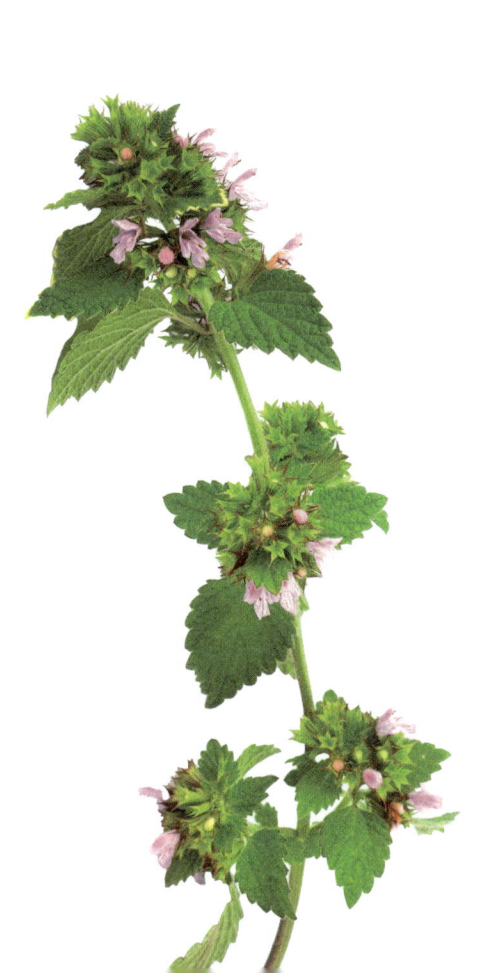

Grippaler Infekt

Das beste Medikament gegen Grippe und Schnupfen ist
Flüssigkeit und Bettruhe – es verkauft sich nur so schlecht.
(Helmut Glaßl)

 Gliederschmerzen, Kopfschmerzen, Abgeschlagenheit,
Husten, Fieber, Kratzen und Pochen im Hals u.a.m.

Die Symptome sind ähnlich wie bei der Erkältung (dort
finden Sie weitere Maßnahmen). Sie können deutlich aus-
geprägt und sehr schmerzhaft sein.

 Wichtig ist, sobald die Symptome auftreten, Maßnahmen
einleiten. Das unterstützt den Verlauf positiv und verkürzt
das Kranksein. Krank zur Arbeit zu gehen, ist keine gute
Idee.
Bedenken Sie, dass Ihr Körper trotz dieser Maßnahmen Zeit
braucht, um sein Gleichgewicht wiederherzustellen.

Viel Wasser trinken, ausreichend schlafen, auf Alkohol verzichten und Stress in jeder Form reduzieren, sind gute erste
Maßnahmen.

Temperatur regeln (Klimaanlage, Lüftungen, Heizung), Kleidung nach dem Zwiebelprinzip tragen, um Überhitzung und
Frieren regeln zu können.

Bei Fieber Bettruhe! Mehr zum Thema „Fieber" bei den
Schwerpunkten in Teil II des Buches.

Unterstützung des Lymphsystems

Hals und Brust mit Thymianbalsam einmassieren.
Mit sanft kreisenden Bewegungen nach unten wird das Lymphsystem bei seiner Arbeit unterstützt.

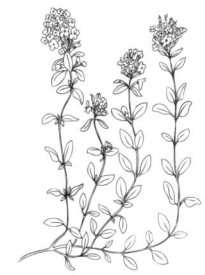

Thymus vulgaris
(Thymian)

Zwiebelwickel warm
– hier für die Brust – hilft bei Schmerzen

Man benötigt:
3 Zwiebeln
1 Geschirrtuch
1 Stück von einer
  Küchenrolle
1 Handtuch

Der Vorteil bei der Warmanwendung ist, dass die ätherischen Öle der Zwiebeln frei werden.

Zwiebel schneiden, in Butterschmalz glasig dünsten, ein Geschirrtuch vorbereiten.

Dieses in einer Breite, die der Brust entspricht, zusammenlegen. Darauf ein Stück Küchenrolle platzieren und die gedünsteten Zwiebeln auf diesem verteilen.

Auf die Temperatur achten, damit man sich nicht verbrennt! Den Wickel so warm, wie es ertragen wird, auf die Brust und darüber ein Handtuch legen. Das Auflegen einer Wärmflasche (über dem Handtuch) hält die Wärme umso länger.

Legen Sie die Wärmflasche nicht auf das Geschirrtuch, da sie den Geruch annimmt.

Der Wickel wird, so lange er warm ist, getragen (ein bis zwei Stunden). Danach die Zwiebeln und das Geschirrtuch entsorgen, da sie die Giftstoffe aufgenommen haben (vgl. Heilpraktiker).

Bio-Aloe-vera-Ursaft hat eine unterstützende Wirkung auf ihr Immunsystem.

Nach überstandenem Tiefpunkt können Geübte Meditation und Yogaübungen praktizieren. Warum nur Geübte? Wenn man im Vorfeld quasi als Vorbeugung solche Aktivitäten ausgeübt hat, können sie im Ernstfall abgerufen und umgesetzt werden, bei Ungeübten ist das nicht der Fall.

 Nach Traditionell Chinesischer Medizin trinkt man Kraftbrühe erst dann, wenn mehr gesunde Anteile als kranke im Körper vorhanden sind. Deshalb werden während Fieber keine Hühnerbrühe und Rinderbrühe empfohlen, da die Gefahr besteht, den Prozess in die falsche Richtung zu lenken (vgl. Marberger, o. S.).

Hautirritationen

Die Beziehungen zwischen Haut und Psyche ist vielfältig
- und komplizierter als das Bild vom „Spiegel der Seele".
(Uwe Gieler)

 Hautirritationen zeigen sich in Form von Rötungen, Rauheit, Schuppen, Flecken, die flach sind oder Erhebungen haben, kleinen Bläschen und oft mit einem unangenehmen Juckreiz u.a.m.

 Bei diesen Ausdrucksformen von „unruhiger Haut", die keine sonstigen Begleitsymptome zeigt, nur darunter leidet, dass man sie unnatürlich pflegt, hilft es oft schon, wenn man aufhört, die Haut in ihrer natürlichen Funktion zu stören.

Wenn man beginnt, zertifizierte Bio-Naturkosmetik zu verwenden, die überwiegend frei ist von Silikonen, Sulfaten, Erdöl, Parabenen, Hormonen, Konservierungsmitteln, Bindemitteln, Formaldehydabspaltern, Weichmachern, künstlichen UV-Filtern, künstlichen Farbstoffen und künstlichen Duftstoffen, stresst man die Haut zumindest von außen deutlich weniger.

Sie können über ihre Haut auch ihre Seele pflegen, denn Zärtlichkeiten sind Glückshormone für Ihre Haut.

Bio-Aloe-vera-Ursaft und reiner
schwarzer Ursesam unterstützen
die Funktion der Haut von innen
und außen.

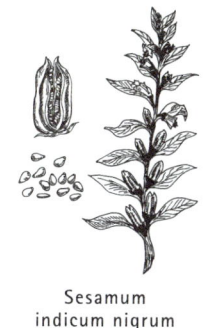

**Sesamum
indicum nigrum
(schwarzer Ursesam)**

Waldspaziergänge und Wandern wirken sich positiv auf die
emotionale und mentale Ebene aus, das unterstützt den
positiven Umgang mit Hautirritationen.
Darmreinigung und Darmsanierung können weitere Maßnahmen sein.

Abkürzungen auf den Kosmetikverpackungen wie: ALS, SLS
oder SLES, Benzoic Acid, DEA/TEA, EDTA, CI mit einer fünf-
stelligen Zahl, MIT, PEG & PEG Derivate, DEP, DMP, PG sind
bekannte Auslöser für Hautirritationen (vgl. puritum).

Immunsystem

Die Weichen werden früh gestellt. (Christian Schubert, Madeleine Amberger)

Sehr erleichtert war ich, als ich endlich auf das Buch mit dem Titel „Was uns krank macht – Was uns heilt" von Christian Schubert und Madeleine Amberger, in dem die wissenschaftlichen Beweise für das Zusammenspiel von Psyche, Gehirn und Immunsystem beschrieben sind, aufmerksam geworden bin.

„Das Immunsystem ist kein Einzelgänger, sondern arbeitet sozusagen in einem Team. Psyche, Gehirn und Immunsystem sind eng miteinander verknüpft, sprechen eine gemeinsame Sprache und verfolgen ein gemeinsames Ziel: Sie versuchen unseren Organismus zu schützen und gesund zu erhalten." (Schubert/Amberger, S. 10)

Genau das beobachte ich seit vielen Jahren bei meiner Arbeit.

Stress, vor allem emotionaler Stress, der durch Leistungsdruck, zwischenmenschliche Konflikte, die Pflege von Angehörigen, eine ungünstige Diagnose oder durch eine chronische Erkrankung u.a.m. entstehen kann, kann das Immunsystem schwächen, das wiederum kann das Entstehen von chronischen Erkrankungen begünstigen.

Deshalb ist es sinnvoll, den Menschen in seiner Ganzheit wahrzunehmen, auf all seinen Funktionsebenen, um ganzheitliche Lösungen anbieten zu können. Das bedeutet,

Maßnahmen zu setzen, die sowohl für den Körper als auch für den Geist und die Seele nützlich sind, denn das wirkt sich auf Psyche, Gehirn und Immunsystem positiv aus.

Kater

Sorgen ertrinken nicht in Alkohol. Sie können schwimmen.
(Heinz Rühmann)

Kater, auch Katzenjammer genannt, ist eine Form der Vergiftung.
Typische Symptome sind ein erhitzter Kopf, Kopfschmerzen, Herzklopfen und Übelkeit (vgl. Sucht Schweiz, o. S.).

Am Morgen
einen Katzenjammer Smoothie trinken.

Rezept für einen Katzenjammer Smoothie

biologisches,
  regionales und
  saisonales Obst
  (je nach Verlangen)
200 ml Kokosmilch
200 ml Wasser
3Tl schwarzer Ursamen

Alle Zutaten gut miteinander vermixen und trinken.

Zu Mittag
einen Leberwickel, danach einen Spaziergang an der frischen Luft machen.

Leberwickel

1 Geschirrtuch
1 Wärmflasche
1 Decke
etwas Wasser

Das Geschirrtuch mit Wasser befeuchten, sich hinlegen, das Tuch auf die Leber, die sich auf der rechten Körper-

seite am unteren Drittel des Rippenbogens befindet, legen und darüber eine Wärmflasche platzieren. Dann eine Decke rund um den Körper wickeln und 30 bis 45 Minuten Ruhe genießen, Ihre Leber wird es Ihnen danken.

Leberstärkend ist auch Vitamin C, am besten hoch dosiert. Kiwi und Paprika haben einen sehr hohen Vitamin-C-Gehalt. Gepuffertes Vitamin C aus der Apotheke ist auch eine Möglichkeit. Vermeiden Sie schwere Speisen und widerstehen Sie Rollmöpsen o.ä., trinken Sie stattdessen viel Wasser und essen Sie Obst und Gemüse.

Die Leber ist das größte und wichtigste Stoffwechselorgan. Die Anwendung des Leberwickels nach Kneipp ist auf YouTube zu sehen.

Lebensmittelvergiftung

Zur Entstehung einer Krankheit sind nicht nur Erreger, sondern auch eine konstitutionelle Empfänglichkeit notwendig.
(Georgos Vithoulkas)

Verdorbenes Speiseeis, verunreinigtes Wasser, verdorbener Fisch, giftige Pilze können Auslöser für eine Lebensmittelvergiftung sein.
Es ist wichtig, zwischen heftigen Beschwerden und weniger starken Beschwerden zu unterscheiden, denn bei heftigen Beschwerden sollte sofort der Notarzt (141) gerufen werden!

Heftige Beschwerden treten wenige Minuten nach dem Konsum auf: schnell stärker werdende Übelkeit, Schweißausbrüche, schnell ansteigendes Fieber, Durchfall und Erbrechen.

Weniger starke Beschwerden treten ebenfalls meistens schon wenige Minuten nach dem Konsum auf: Bauchschmerzen, starkes Druckgefühl im Bauch und Sodbrennen.

Als Homöopathikum sind Globuli Arsenicum album C 30, einmalig 3 Stück in den Mund, empfohlen.
Sprechen Sie sich gegebenenfalls bezüglich Potenz einer Wiederholung oder einer Folgearznei mit Ihrem Homöopathen ab!

Wenn die Beschwerden dadurch beseitigt sind, ist Schonkost empfohlen.

Schonkost entlastet ihren Magen-Darm-Trakt und der Prozess wird positiv unterstützt.
Ungesüßter Tee, klare Gemüsesuppen oder Haferschleimsuppe ein bis drei Tage lang.

Danach können Sie mit Bio-Gemüsesorten wie Karotten, Zucchini, Pastinaken, Kürbis und reifem Bio-Obst wie Äpfeln, Birnen, Beeren, Bananen u.a.m. beginnen.

Magenschonende Getreideprodukte sind Brot aus feinem Mehl, altbackenes Brot, Zwieback, Reis, Nudeln, Grieß. Außerdem sind Kartoffeln oder Kartoffelpüree sehr gut.

Verzichten Sie auf fette Speisen sowie Fertigprodukte oder Fast Food und Frittiertes, blähende Gemüsesorten wie Knoblauch, Pilze und alle Kohlsorten. Rohkost, Nüsse, Alkohol, Milchprodukte sind kontraproduktiv.

 Sie sollten viel trinken und ihre Leber mit einem Leberwickel unterstützen, das trägt zum Wohlgefühl bei. Lesen Sie dazu den Abschnitt Kater.

Mückenstiche
(in unserer Region)

Falls du glaubst, dass du zu klein bist, um etwas zu bewirken,
dann versuche mal zu schlafen, wenn eine Mücke im Raum
ist. (Dalai Lama)

Mückenstiche machen durch heftiges Jucken, Schwellung,
Rötung u.a.m. auf sich aufmerksam. Eine Infektionsgefahr
ist durch Kratzen gegeben.
Deshalb Finger weg vom Stich – nicht kratzen!

Bio-Aloe-vera-Gel auftragen, das lindert den Juckreiz,
nimmt die Rötung und beugt Komplikationen vor.

Die Heilung kann so einen schnellen positiven Verlauf
nehmen. Sollte es zu Komplikationen durch Stiche kommen,
kontaktieren Sie Ihren Homöopathen.

Für den Schutz über dem Kinderwagen und in der Nacht
bewährt sich ein Moskitonetz.

Nervosität / innere Unruhe

Durch Leichtfertigkeit verliert man die Wurzeln, durch Unruhe die Übersicht. (Laotse)

Schlafmangel, Zeitdruck, zu viel Koffein, zu viele Projekte, ständig im Tun sein und kein Ausgleich dazu, das alles kann zu innerer Unruhe und Nervosität führen.

Unruhe ist ein unangenehmes Gefühl, das man oft schwer in Worte fassen kann. Es kann plötzlich auftreten oder es kann einen über einen langen Zeitraum begleiten.

Zitternde Hände, Schweißausbrüche, Konzentrationsschwäche, dazu Magen- oder Rückenschmerzen u.a.m.

Das kann nicht nur den Körper belasten, sondern auch Ihr Gemüt, wodurch es zu einer wesentlichen Einschränkung der Lebensqualität kommen kann.

Der Organismus zeigt äußerlich Symptome, die aufzeigen, dass innerlich etwas im Ungleichgewicht ist. Es ist vernünftig, diese Symptome ernst zu nehmen und angemessen darauf zu reagieren. Zum Beispiel durch Entspannung in Form von Saunieren, Massagen, Meditation, Entspannungsbädern oder Bewegung in der Natur.

Entspannungsbäder

Das Wasser sollte nicht wärmer als 35–38 Grad sein, so schont es den Kreislauf am besten.
Es gibt verschiedenste Zusätze, um ein basisches Bad zu

nehmen, diese wirken ausgleichend.

Ätherische Öle wie Lavendel oder Orange besänftigen die
Unruhe. Ätherische Öle im Badewasser sollen immer in
Verbindung mit einem Emulgator verwendet werden. Dafür
kann Rahm oder Honig verwendet werden.

Baldrian, Hopfen und Passions-
blume als Pastillen eignen sich für
unterwegs.

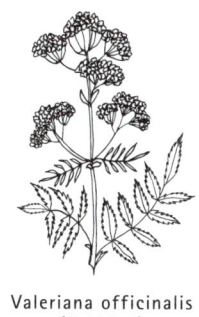

Valeriana officinalis
(Baldrian)

Wenn diese Möglichkeiten keine Verbesserung ihres Be-
findens bringen, kann eine Umstellung ihres Lebensstils
angezeigt sein. Dazu können Sie professionelle Unterstützung bei Psychotherapeuten, Coaches und Stressmanagern
in Anspruch nehmen.

Operationen

Wer nicht jeden Tag etwas für seine Gesundheit aufbringt muss eines Tages viel Zeit für die Krankheit opfern. (Sebastian Kneipp)

 Operationen sind Eingriffe in Ihren Körper, in Ihr Gewebe und auch in Ihre Psyche. Sie beinhalten immer ein Risiko. Wenn es sich um keinen Notfall handelt, nehmen Sie sich Zeit und denken Sie darüber nach, wie sinnvoll bzw. notwendig diese Operation ist.

Vor jedem Eingriff die Vor- und Nachteile, mögliche Folgen und das damit verbundene Risiko genauestens abwägen!

 Lassen Sie sich nicht drängen und bewahren Sie Ruhe. Sprechen Sie mit Fachleuten und/oder Betroffenen. Bedenken Sie, dass niemand anderer mit den Konsequenzen leben muss, außer Sie selbst.

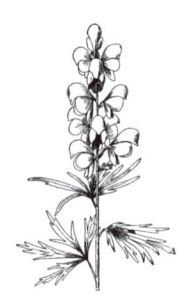

**Aconitum napallus
(Eisenhut)**

Wenn die bewusste Entscheidung für einen Eingriff gefallen ist und Sie sich sehr nervös und gereizt fühlen, nicht schlafen können und vor der Operation Angst haben zu sterben, dann empfehle ich das Homöopathikum Aconitum napallus C 30.

Wenn während des Eingriffs oder danach ein Schock
oder Blutungen auftreten, ist das Homöopathikum Arnika
montana C 30 geeignet. Wie immer ist die Wahl der Potenz
davon abhängig, wie heftig die Beschwerden sind und wie
stark bzw. wie schwach der Organismus ist.
Wenn Sie unsicher sind, kontaktieren Sie ihren Homöopathen.

Bei schlechter Wundheilung nach Operationen, Verletzungen durch die Operation oder bei Neigung zu Komplikationen ist das Homöopathikum Ledum palustre C 30 empfehlenswert. Hier ist die Wahl der Potenz davon abhängig, wie
heftig der Eingriff war oder welches Ausmaß die Verletzung
hat und wie stark bzw. wie schwach der Organismus ist.

Sprechen Sie sich gegebenenfalls bezüglich Potenz einer
Wiederholung oder einer Folgearznei mit Ihrem Homöopathen ab!

 Sie sollten eine zweite Expertenmeinung einholen.

Periode / Prämenstruelles Syndrom (PMS)

Das berühmt berüchtigte PMS (...) – ist zwar wenig erforscht und sehr komplex, betrifft tatsächlich einen Großteil der menstruierenden Bevölkerung. (biorama)

 Reizbarkeit, Weinerlichkeit, berührungsempfindliche Brüste, Bauchschmerzen, Rückenschmerzen, Heißhunger, Müdigkeit, Schlafstörungen u.a.m.

 Aussagen wie „mach dich locker" sind in diesem Zustand nicht hilfreich. Hier kommt Verständnis und Fürsorge sehr gut an.
Die altbewährte Wärmflasche auf dem Bauch oder Rücken und Ruhe kann Wunder wirken, aber auch eine langsam und sanft kreisende Hand Ihres Partners mit Massageöl wirkt krampflösend.

 Rezept für einen PMS-Smoothie

Mandelmilch	Alle Zutaten gut miteinander vermixen und trinken.
1 reife Banane	
2 Tl Honig	
1 Tl Kakao	
3 Tl schwarzer gemahlener Sesam	

Schwer verdauliche und ungesunde Lebensmittel, Nikotin und Koffein sollten Sie vermeiden. Gönnen Sie sich Ruhe und geben Sie Arbeit ab. Veranlassen Sie entspannende Maßnahmen wie sie bei Nervosität/innerer Unruhe beschrieben sind.

Wenn Sie bei der Menstruation regelmäßig unter starken Beschwerden leiden, kontaktieren Sie ihren Homöopathen.

 Natürliche Empfängnisregelung von Prof. Dr. med. Josef Rötzer, Herder Verlag, www.efz.at

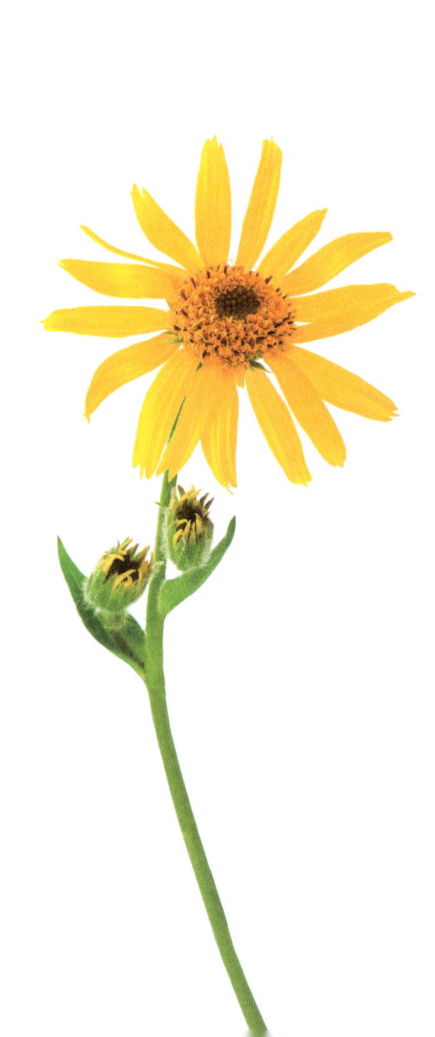

Quetschung

Der Schmerz ist unser ständiger Begleiter, denn er zeigt uns wie nichts anderes, dass wir leben. (Thomas J. Erler)

 Quetschungen entstehen oft durch kleine oder größere Unfälle und sind extrem schmerzhaft und druckempfindlich. Bei Weichteilquetschungen sind knochenlose Teile wie Muskeln, Augäpfel oder Eingeweide u.a.m. in Mitleidenschaft gezogen.

 Sollte der Betroffene Angst vor Berührung haben, gereizt sein, jede Hilfe verweigern und sagen, es gehe ihm gut, es sei nichts passiert, ist das Homöopathikum Arnika montana empfehlenswert.

Als Homöopathikum sind Globuli C 30, einmalig 3 Stück in den Mund, empfohlen.
Sprechen Sie sich gegebenenfalls bezüglich Potenz, einer Wiederholung oder einer Folgearznei mit ihrem Homöopathen ab!

 Wenn ein Finger in der Tür eingeklemmt wurde, kann der Nagel in vielen Fällen gerettet werden. Dafür ist eine möglichst rasche Einnahme des Homöopathikums Hypericum perforatum C 30 notwendig (vgl. Mohinder, S. 183).

Reisekrankheit

Reisen veredelt den Geist und räumt mit unseren Vorurteilen auf. (Oscar Wilde)

 Übelkeit in verschiedenen Graden.

 Übelkeit während kurvenreicher Autostrecken verbessert sich, wenn Sie aus dem Fenster schauen, nicht lesen und nicht auf einen Bildschirm schauen.

Bei Übelkeit und Erbrechen während kurvenreicher Autofahrten und Seereisen hilft Cocculus C 30, drei Stück Globuli in den Mund.

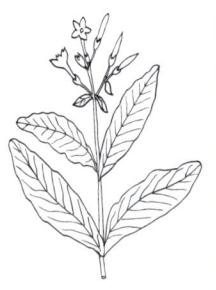

**Tabacum
(Virginischer Tabak)**

Ist die Übelkeit so schlimm, dass der Betroffene glaubt, er müsse sterben, und die Übelkeit ihn handlungsunfähig macht, dann hilft Tabacum.

Als Homöopathikum sind Globuli C 30, einmalig 3 Stück in den Mund, empfohlen.
Sprechen Sie sich gegebenenfalls bezüglich Potenz, einer Wiederholung oder einer Folgearznei mit ihrem Homöopathen ab!

Vor dem Antritt einer Reise leichte Kost essen und ausreichend trinken.

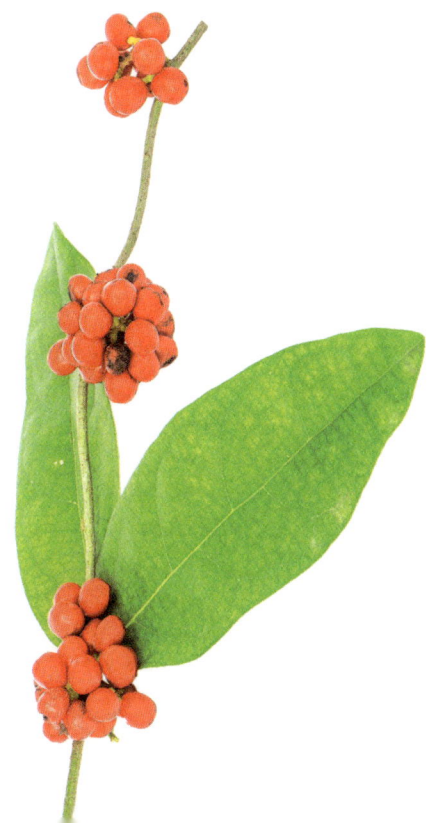

Schock

Glück entsteht oft durch Aufmerksamkeit in kleinen Dingen, Unglück oft durch Vernachlässigung kleiner Dinge.
(Wilhelm Busch)

 Ein Schock zeigt sich durch blasse, feuchte, kalte Haut, Erregung, Unruhe, Angst, Zittern, Frieren u.a.m. (vgl. Richter, S. 579).

Es gibt unterschiedliche Arten eines Schocks. Hier beschreibe ich den hypovolämischen Schock. Er kommt durch eine Verminderung der zirkulierenden Blutmenge zustande.

Schockzustände ergeben sich durch Verletzungen, Unfälle, Verbrennungen, Blutungen u.a.m. Schockzustände aller Art erschüttern jede einzelne unserer Zellen. Es ist wichtig und sinnvoll, Schockzustände zu behandeln.

 Wenn der Betroffene unruhig ist, nicht beruhigt werden kann, hoffnungslos ist und Angst hat zu sterben, er ärgerlich ist oder ohnmächtig wird bei jedem Versuch aufzustehen oder sich aufzurichten, dann wird das Homöopathikum Aconitum napellus Globuli C 30, einmalig 3 Stück in den Mund, empfohlen.

Sprechen Sie sich gegebenenfalls bezüglich Potenz, einer Wiederholung oder einer Folgearznei mit ihrem Homöopathen ab!

 Reagieren Sie schnell. Wenn Sie unsicher sind, rufen Sie den Notarzt 141.

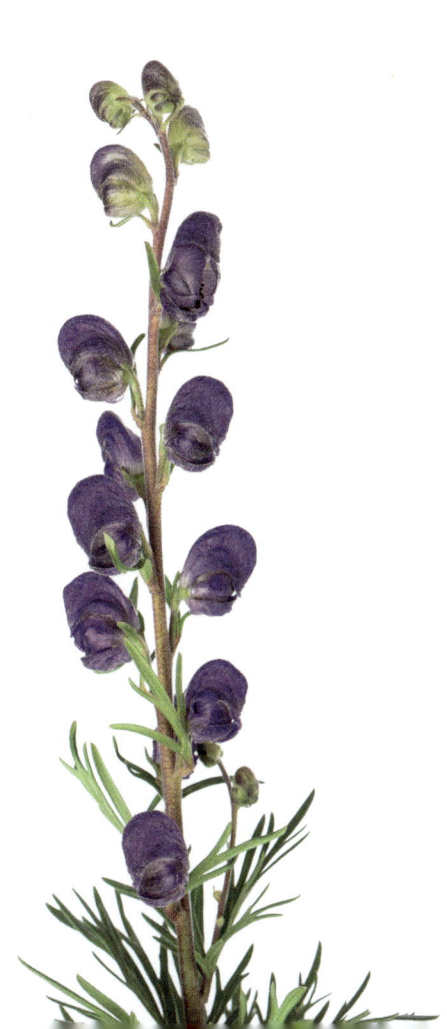

Sonnenbrand

Sogar die Sonne hat ihre Schattenseiten. (Pavel Kosorin)

 Rote heiße Haut, eventuell mit Blasenbildung, brennend, berührungsempfindlich, so fühlt sich ein Sonnenbrand an.

 Bio-Aloe-vera-Gel hilft sofort! Es wirkt beruhigend, der Schmerz nimmt ab, die Rötung bildet sich zurück und das Schälen der Haut kann verhindert werden. Die Glycosamine tragen zur Wiederherstellung gesunder Haut bei, das stellt in Kombination mit der Feuchtigkeit der Aloe vera ein schönes Hautbild sicher.

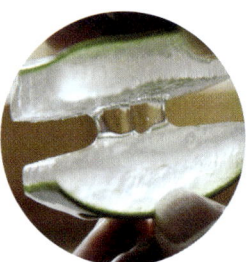

Achten Sie hier ganz besonders auf die Qualität des Produktes! Es soll auf keinen Fall Konservierungsmittel enthalten, da diese zu allergischen Reaktionen führen können. Es lohnt sich, im Biofachhandel nachzufragen und mehr darüber im Sonderthema „Aloe vera" nachzulesen.

Wenn Sie vom Winter oder Frühjahr in die Sonne reisen, gewöhnen Sie Ihre Haut langsam an die Sonne. Sie können sich mit Kleidung und Kopfbedeckung schützen. Mineralische Sonnencremen wirken natürlich auf Ihrer Haut und schonen unsere Umwelt. Ein wiederholtes Auftragen der Sonnencreme bedeutet nicht die Verlängerung des Sonnenschutzes.

Ein Beispiel: Angenommen, Sie haben eine Eigenschutzzeit von acht Minuten, bedeutet das, Sie können ungeschützt acht Minuten an der Sonne verweilen, ohne dass Ihre Haut verbrennt. Mit einem Sonnenschutzfaktor (SPF) 20 können Sie achtmal 20 Minuten an der Sonne sein, ohne dass Ihre Haut verbrennt. Das sind 160 Minuten. Danach sollten Sie aus der Sonne gehen, da Ihre Haut sonst einen Sonnenbrand bekommt. Ein Sonnenschutzmittel mit SPF 20 absorbiert über 95% der UV-Strahlung, SPF 50 + über 99% der UV-Strahlung.

Achten Sie auch auf das Eincremen an und hinter den Ohren. Wenn Sie Fragen dazu haben, sprechen Sie mit Ihrem Hautarzt.

 Besteht eine Neigung zu Sonnenallergie, können Sie sich durch die Einnahme von Sanddornfruchtfleischöl von innen auf die Sonne vorbereiten, dabei sollte morgens und abends ein Teelöffel davon eingenommen werden, je nach Empfindlichkeit 1 bis 3 Fläschchen lang.

Spieß

*Wollen dich die Pechsträhnen nicht verlassen, dann dreh'
den Spieß um und verlass' die Pechsträhne.* (Christa Schyboll)

 Schmerzen an der Eintrittsstelle, Rötung, evtl. Eiter u.a.m.

 Wenn Sie den Spieß sehen, dann entfernen Sie ihn. Bei
Kindern haben Sie nicht viele Versuche, um einen Spieß zu
entfernen. Wenn Sie dem Kind Schmerzen zufügen, ist es
nicht mehr kooperationsbereit.

Entfernen eines Spießes
Sie können alternativ zur Pinzette eine Kanüle/Hohlnadel
verwenden.
Das Ende des Spießes steht ein bisschen aus der Haut
heraus, achten Sie darauf, ihn nicht abzubrechen. Setzen
Sie die Kanüle bei der Eintrittsstelle des Spießes seitlich
am Fremdkörper an, damit die Spitze der Kanüle mit dem
Fremdkörper verhakt. So kann der Spieß schnell und oft
schmerzlos entfernt werden (vgl. Metzler, Video).

Wenn der Spieß zu tief steckt oder abbricht und eine
mechanische Entfernung nicht möglich ist, startet der
Organismus den Versuch, ihn loszuwerden. Er versucht, den
Fremdkörper „hinauszutreiben".

Ist der Bereich sehr schmerzhaft und berührungsempfindlich, kann mit dem Homöopathikum Hepar sulfuris unterstützend gearbeitet werden, um Komplikationen vorzubeugen und den Ausscheidungsprozess zu fördern.

Das Homöopathikum Silicea ist ebenfalls eine Möglichkeit. Es ist im Unterschied zu Hepar sulfuris weniger schmerzhaft. Beide Arzneien sollen nicht höher als C 30 verabreicht werden (vgl. Mohinder, S. 193).

Als Homöopathikum sind Globuli C 30, einmalig 3 Stück in den Mund, empfohlen.
Sprechen Sie sich gegebenenfalls bezüglich Potenz, einer Wiederholung oder einer Folgearznei mit ihrem Homöopathen ab!

Fremdkörper in einer Wunde sollen so bald wie möglich entfernt werden, um einer Eiterung und anderen Beschwerden entgegenzuwirken.

Bei einem Eiterungsprozess u.a.m. erhöht sich das Risiko einer Blutvergiftung. Sie sollten deshalb beobachten, ob es in den darauffolgenden Tagen zu einer heftigen Eiterbildung kommt. Wenn das der Fall ist, suchen Sie einen Arzt auf und kontaktieren Sie Ihren Homöopathen.

Besondere Vorsicht bei verschmutzten Fremdkörpern – Tetanusgefahr! Beachten Sie die Wundreinigung!

Stichwunden

Im Schmerz liegt eine heilende Kraft. (*Unbekannt*)

 Stichwunden können schmerzhaft, blutend oder nicht blutend sein.

Stichwunden können durch Nägel, Splitter, Glas, Nadeln, spitze Gegenstände, Dornen oder Sportunfälle entstehen.

 Bei Stichwunden ist der Verschmutzungsgrad des Auslösers entscheidend. Diese Wunden können sich schwer selbst reinigen und auch schlecht gereinigt werden.
Beachten Sie daher die Wundversorgung, um Tetanus entgegenzuwirken.

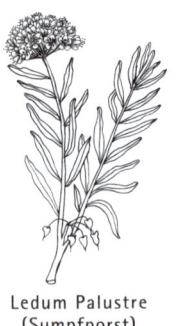

**Ledum Palustre
(Sumpfporst)**

Bei Stichwunden aller Art, die von Entzündungen bedroht werden, wird das Homöopathikum Ledum palustre empfohlen.

Sollten sich die Stichwunden an sehr stark durchbluteten Teilen wie Fingerspitzen (z. B. Verletzung durch Rosendorn), Zunge, Zähne, Augen, Genitalien befinden, ist das Homöopathikum Hypericum perforatum geeignet.

Als Homöopathikum sind Globuli C 30, einmalig 3 Stück in den Mund, empfohlen.
Sprechen Sie sich gegebenenfalls bezüglich Potenz einer Wiederholung oder einer Folgearznei mit Ihrem Homöopathen ab!

 Besondere Vorsicht bei nicht blutenden Wunden – Tetanusgefahr! Beachten Sie die Wundreinigung!

Tierbisse

Auch schlechte Tage sind wichtig, damit man die guten Tage schätzt. (#jammernichtlebe)

 Angst, Schock und Schmerzen können die Folge von Tierbissen sein.
Das Gefährliche an Tierbissen ist der Speichel mit Fremdeiweiß, der aus dem Mund des Tieres in das Gewebe des Menschen gelangt. Je tiefer der Biss ist, umso heftiger die Entzündungsreaktion.

 Am wichtigsten ist, den betroffenen Teil gleich ruhigzustellen! Damit verhindern Sie, dass die Bakterien im Gewebe verteilt werden und es zu Komplikationen kommt.

Gleich im Anschluss soll die Wundversorgung erfolgen, die hier besonders wichtig ist, um Tetanus entgegenzuwirken. Sollten Sie unsicher sein, wenden Sie sich an Ihren Arzt und informieren Sie Ihren Homöopathen. Abwarten ist in einer solchen Situation nicht die richtige Maßnahme.

Bei Bissen ist das wichtigste Homöopathikum Ledum palustre (vgl. Graf, S. 152).

Wenn der betroffene Mensch Angst hat, durch den Biss zu sterben, nicht allein sein möchte, eine trockene Hitze mit oder ohne Fieber entwickelt und großen Durst auf kalte Getränke hat, wird das Homöopathikum Aconitum napellus empfohlen.

Mit Aconitum kann dem Schock bzw. der Traumatisierung, die eine solche Situation auslöst, entgegengehalten werden. Kurze Zeit nach der Einnahme von Aconitum napellus treten die spezifischen Symptome der Verletzung auf (vgl. Mohinder, S. 150).

Wenn die Wunde pocht und pulsiert, der Betroffene hypochondrisch ist, ständig über den Biss nachdenkt, vor dem Einschlafen das Bild vor sich sieht, wie er von einem Tier gebissen wurde, er das Tier verflucht, vor lauter Ärger spuckt und herumschreit, eignet sich das Homöopathikum Belladonna.

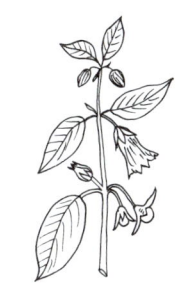

Atropa belladonna (Tollkirsche)

Wenn der betroffene Mensch jede Hilfe ablehnt, nicht berührt werden will, allein gelassen werden will, eignet sich das Homöopathikum Arnika montana Globuli C 30, einmalig 3 Stück in den Mund.

Sprechen Sie sich gegebenenfalls bezüglich Potenz einer Wiederholung oder einer Folgearznei mit Ihrem Homöopathen ab!

 Besondere Vorsicht bei nicht oder wenig blutenden Wunden – Tetanus!

Überheben

*Drei Dinge helfen, die Mühseligkeiten des Lebens zu tragen:
Die Hoffnung, der Schlaf und das Lachen. (Immanuel Kant)*

 Schmerzen an der Wirbelsäule, insbesondere im Hals-, Nacken- oder Lendenwirbelbereich, z. B. durch Ringen, Gewichtheben oder durch das Heben von großen, schweren Töpfen.

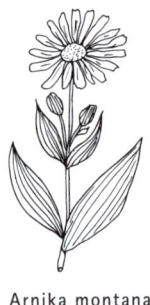

Arnika montana (Arnika)

Hat der Betroffene das Gefühl von Steifheit, ein starkes Wundgefühl oder brennende stechende Schmerzen, geht er nach vorne gebeugt und kann sich nicht aufrichten, ist unruhig, will sich nicht bewegen, weil es schmerzt, ist aber dazu gezwungen, dann ist das Homöopathikum Arnika montana empfehlenswert.

Als Homöopathikum sind Globuli C 30, einmalig 3 Stück in den Mund, empfohlen.
Sprechen Sie sich gegebenenfalls bezüglich Potenz einer Wiederholung oder einer Folgearznei mit Ihrem Homöopathen ab!

Unterstützend wirken Wärmeanwendungen und Entspannungsmethoden, wie sie unter Nervosität beschrieben sind.

In solchen Situationen können Mobilisierungsübungen gute Unterstützung leisten.
Physiotherapie, Osteopathie, Yoga und Cranio-Sacral-Therapie u.a.m. sind dafür geeignet.

Verbrennungen

Das Feuer, das den Leib erwärmt, kann auch den Leib ver-brennen. (Sprichwort)

 Je nach Verbrennungsgrad reichen die Symptome von Schmerzen, Schwellung, Rötung bis zur Blasenbildung und Nekrose.

Die hier beschriebenen Maßnahmen eignen sich für den Verbrennungsgrad eins und zwei.

 Beginnen Sie unverzüglich mit der Anwendung der Um-schläge.
Bei Infektionsgefahr (offene Wunde) steril abdecken und einen Arzt aufsuchen. Informieren Sie Ihren Homöopathen.

 Essigumschläge
Bio-Apfel- oder Weinessig mit normal temperiertem Was-ser im Verhältnis 1:1 verdünnen, eine Tasse Wasser und eine Tasse Essig. Eine sterile Wundauflage damit tränken, aus-drücken, auflegen und wenn nötig mit Klebeband fixieren.

Füllen Sie den Rest der Mischung in eine Flasche mit Zer-stäuber. Befeuchten Sie damit die Wundauflage bis zu 24 Stunden lang immer wieder. Die Auflage soll immer feucht (nicht nass) bleiben.
Mit der Zeit werden die Schmerzen abnehmen. Achten Sie besonders auf die Sauberkeit der Wunde! Damit kann eine Infektion verhindert werden und der Heilungsprozess kann gut verlaufen (vgl. Graf, S. 153).

Essigspülungen

Bei Verbrennungen im Mund, z. B. durch zu heißes Essen oder Getränke, Bio-Apfel- oder Weinessig mit normal temperiertem Wasser im Verhältnis 1:1 verdünnen. Einen Schluck in den Mund nehmen, ihn mindestens 1 Minute oder so lange, bis sich die Flüssigkeit im Mund zu erwärmen beginnt, langsam hin und her bewegen, dann ausspucken. Das können Sie bis zu 5x in der Stunde wiederholen, so lange, bis das brennende Gefühl gut zu ertragen ist.

Bio-Aloe-vera-Ursaft eignet sich ebenfalls bestens dafür. Die Anwendung kann in derselben Weise durchgeführt werden, mit dem Vorteil, dass Sie den Saft schlucken können und damit Ihre Schleimhäute zusätzlich unterstützen.

Wenn der Betroffene total hysterisch herumschreit und außer Kontrolle ist, sich nach der Verbrennung schnell viele kleine Blasen zeigen, die Blasen und die Haut um die Blasen sehr berührungsempfindlich sind, dann eignet sich das Homöopathikum Cantharis vesicatoria. Das Mittel sollte unverzüglich genommen werden, dann werden die quälenden, brennenden Schmerzen in kurzer Zeit erträglicher.

Als Homöopathikum sind Globuli C 30, einmalig 3 Stück in den Mund, empfohlen.
Sprechen Sie sich gegebenenfalls bezüglich Potenz, einer Wiederholung oder einer Folgearznei mit ihrem Homöopathen ab!

Salben erst einsetzen, wenn sich die Wunde komplett geschlossen hat.

Wunden

Die Zeit verödet alle Wunden, ernstlich „heilen" kann sie allenfalls ein schier göttlicher Humor und all die positiven Emotionen, die er mit sich bringt. (Peter Rudl)

 Quetschwunden, Risswunden, Schnittwunden, Stichwunden, Schürfwunden, Platzwunden, Kratzwunden u.a.m.

 Bei der Wundversorgung ist es sehr wichtig, sofort und angemessen zu handeln.
Damit können jede Menge Schmerzen, Komplikationen und Zeit gespart werden. Es ist ein Elend, wenn sich Wunden infizieren und der Genesungsprozess sich über Wochen oder Monate hinzieht.

Denken Sie daran, der betroffene Mensch sollte beruhigt werden, ihm sollte ein gutes Gefühl gegeben werden.
Folgende Sätze sind hilfreich:
- Ich bin bei dir und unterstütze dich.
- Wir haben alles dabei, um eine ordentliche Versorgung zu machen.
- Du darfst mir vertrauen, ich werde gut auf dich Acht geben.

Für alle blutenden Wunden sollten Einweghandschuhe in der Hausapotheke vorhanden sein.

Schürfwunden sowie kleine Platz- oder Schnittwunden vorsichtig mit klarem, handwarmem Wasser spülen. So werden kleinere Fremdkörper aus der Wunde geschwemmt.

Schürf- und kleine Schnittwunden decken Sie mit einem keimfreien Verband ab.
Bei kleinen Wunden reicht ein Pflaster, bei größeren werden sterile Wundauflagen aufgelegt. Bei Schnittwunden hat es sich bewährt, ins Krankenhaus zu gehen, um die Wunde nähen zu lassen. Dadurch kann sich der Heilungsprozess verkürzen.

Tiefe und stark verschmutzte Wunden sollen medizinisch versorgt werden. Die Wunde mit einem sterilen Verband schützen. Große Fremdkörper in einer Wunde auf keinen Fall entfernen!

Nachdem die Wunde wie oben beschrieben als Erste-Hilfe-Maßnahme versorgt worden ist, können schon Maßnahmen zur weiteren Wundheilung eingeleitet werden.
Dafür eignet sich Calendula Urtinktur.

Anwendung
15 Tropfen Urtinktur in 50 ml abgekochtes Wasser geben. Eine sterile Wundauflage mit der Mischung tränken und damit den Bereich um die Wunde vorsichtig betupfen.
Das können Sie jedes Mal wiederholen, wenn Sie das Pflaster oder den Verband wechseln.

Einige Tropfen Urtinktur auf eine sterile Wundauflage tropfen, auflegen und die Wunde verbinden, fördert ebenfalls die Wundheilung (vgl. Mohinder, S. 176).

Sie können Calendula Salbe auftragen, wenn die Wunde geschlossen ist. Bei größeren Wunden habe ich gute Erfahrungen mit Echinacea Urtinktur gemacht.

Anwendung

Im Verhältnis 1:5 mit abgekochtem Wasser verdünnen.
Die sterile Wundauflage damit tränken, 15 Minuten lang
auflegen, dann entfernen. Dreimal täglich, so lange, bis die
Wunde geschlossen ist.

Bisswunden, Stichwunden und Wunden durch Fremdkörper
bedeuten ein erhöhtes Tetanusrisiko. Die folgenden Möglichkeiten können das Risiko deutlich verringern:

- „sofortige Arbeits-, Aktivitätsbeendigung (ein „Muss"!)
- Freilegung der Wunde (soweit möglich), Fremdkörper
  sorgfältig entfernen
- intensive Wundbehandlung, Wundreinigung mit
  ausbluten lassen
- spülen (Wasser/Kochsalz 1%/Seifenzusatz/Calendula),
- saubere Wundverbände anlegen, die häufig gewechselt
  werden
- die Wunde trocken halten, vor Nässe schützen
- die Ruhigstellung des Verunfallten
- die Lagerung der verletzen Stelle 24–48 Stunden über
  dem Herzniveau
- das passende Homöopathikum (Graf, S. 151, 152)"

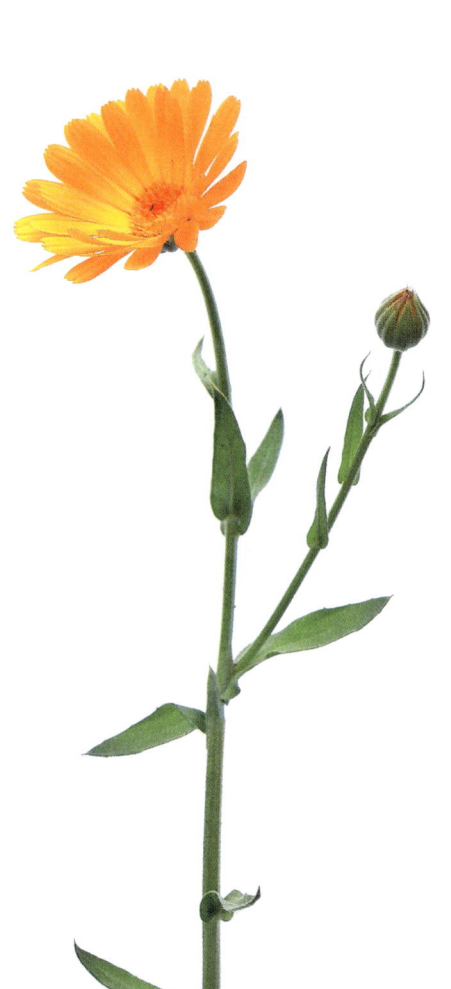

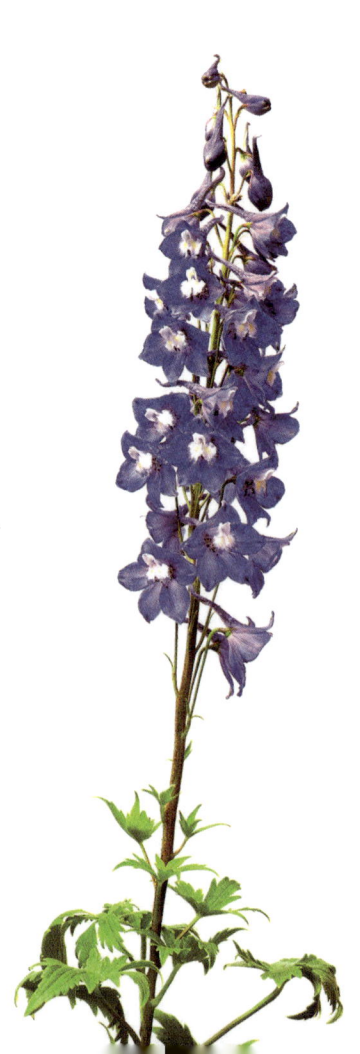

Zahnschmerzen

Starke Worte für starke Schmerzen? Ich glaube dir! (Fibrofee)

Stechende, pochende, ziehende Schmerzen im Zahn oder
Zahnfleisch.

Nach einem Zahneingriff, z. B. einer Wurzelbehandlung,
wenn das Zahnfleisch geschnitten werden musste, wenn
Überempfindlichkeit gegenüber Wärme und Kälte besteht,
dann eignet sich das Homöopathikum Staphisagria.

Bei großen Blutergüssen nach Zahnbehandlungen eignet
sich das Homöopathikum Arnika montana.

Als Homöopathikum sind Globuli C 30, einmalig 3 Stück in
den Mund, empfohlen.
Sprechen Sie sich gegebenenfalls bezüglich Potenz, einer
Wiederholung oder einer Folgearznei mit ihrem Homöopathen ab!

Die Einnahme der beschriebenen Arzneien vor dem Eingriff
ist kontraproduktiv, da die Gesetzmäßigkeit der Homöopathie lautet: Ähnliches mit Ähnlichem heilen. Das bedeutet
z. B., wenn noch kein Bluterguss besteht, kann er nicht
behandelt werden.

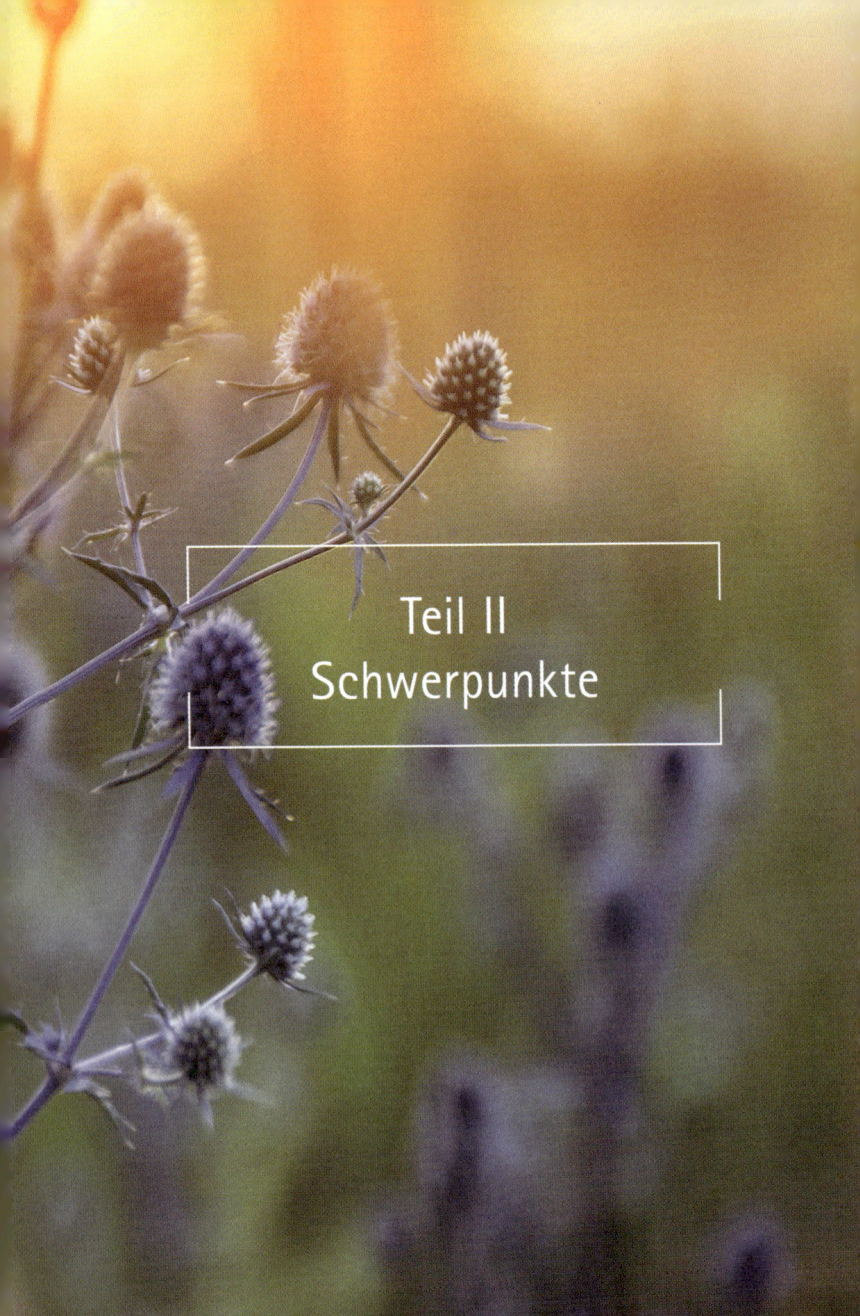

Teil II
Schwerpunkte

Aloe vera

ALOE BARBADENSIS MILLER
Das Wissen unserer Vorfahren

Meine Arbeit mit dem Aloe-vera-Frischpflanzenblatt begeistert mich immer wieder aufs Neue.
Ich bin tatsächlich ein Fan der Pflanze und ihrer Wirkung. Bei jeder Lieferung freue ich mich, sie auszupacken. Ich heiße sie willkommen, bedanke mich bei ihr und währenddessen streiche ich einmal sanft über sie.
Ja, das klingt etwas verrückt, doch ihre wertvolle Wirkung lässt diese Dankbarkeit in mir aufkommen. Sie verkörpert für mich die pure Natur mit all ihren Heilkräften.

Bei einer Präsentation habe ich sie als meine Mitarbeiterin vorgestellt und einen ihrer Vorzüge herausgehoben: Was ich besonders an ihr schätze, ist, dass sie nicht sprechen kann und trotzdem oder gerade deshalb so wunderbare Arbeit vollbringt. Das war scherzhaft dahingesagt, bis ich gelesen habe, dass sie bei den Indianern bis heute als „stumme Heilerin" bezeichnet wird.

Botanik
„Aloe barbadensis Miller – syn: Aloe vera Linné, Aloe elongata Murr., Aloe vulgaris Lam., Aloe perfoliata L.varL., Aloe flava Pers., officinalis Baker (Aloe officinalis Forsk., Aloe rubescens DC.)" (Esser, S. 6)

„Diese Aloe wurde zuerst von Karl von Linné, Professor der Botanik und Direktor des Botanischen Gartens von Upsala

1735 beschrieben. Die Weltbotanik unterscheidet heute bereits 300–400 Arten." (Ebd.)

„Aloe Vera, auch als die ‚wahre' Aloe bezeichnet, zählt zur Familie der Liliengewächse mit über 350 unterschiedlichen Aloe-Arten." (Ebd., S. 5)

Historie

Zuhause ist die Aloe vera in tropischen und subtropischen Gebieten, der sogenannten „Alten Welt", die insbesondere Saudi-Arabien, Ostafrika, Madagaskar, den Sudan und Südwest- und Südafrika umfasst. Auch in Mittel- und Südamerika sowie China kommen diese Pflanzen vor (vgl. ebd.).

In der medizinischen Therapie in China wurde die Aloe bereits vor 6000 Jahren verwendet. Während sie in Asien als Symbol für die Unsterblichkeit galt, wurde und wird sie in der Ayurveda und Tibetischen Medizin als kühlend betrachtet und zur Leberregeneration eingesetzt.

Die stärkende und heilende Wirkung der Aloe vera war sowohl den Indianern als auch den Mayas in Mexiko und Guatemala bekannt. Diese setzten sie zur Heilung und Linderung von Krankheiten innerlich und äußerlich ein, wobei Letzteres dazu diente, den Heilungsprozess von Wunden und Geschwüren einzuleiten und zu beschleunigen (vgl. ebd.).

Alexander der Große soll nach alter Überlieferung die Insel Socrota erobert haben, damit seine verletzten Soldaten mit dem Gel der Aloe Vera behandelt werden konnten. Überliefert ist auch, dass Kleopatra und Nofretete ihrer Haut und ihrer Schönheit huldigten, indem sie zu deren Pflege den Saft der Aloe Vera verwendeten. Die regenerativen Heil- und Pflegekräfte der Aloe vera wurde gerühmt und bestätigt in der Anwendung bei den verheerenden Strahlenschäden, an denen Millionen Menschen durch die Atombomben, die auf Hiroshima und Nagasaki abgeworfen wurden, gelitten haben (vgl. ebd.).

Bei einem Urlaub in Griechenland bewanderten wir ein Gebiet, bei welchem am Straßenrand riesige Aloe-Pflanzen wuchsen. Wir stoppten kriminell, weil ich unbedingt ein Blatt davon haben wollte, um Schönheitspflege zu machen. Als ich das Blatt abschnitt, bemerkte ich sofort, dass diese Art nicht dafür geeignet war. Sie war ganz trocken und hatte kein Gel.

Ganz anders in Sri Lanka bei meiner Ayurveda-Kur. Dort wächst die heilende Aloe vera direkt vor den Cottages. Die konnte ich gut gebrauchen, da ich ein Open-Air-Bad hatte, wo sich unter anderem auch Mücken tummelten. Um die Stiche gleich zu behandeln, schnitt ich frische Aloe-ve-ra-Blätter ab. Wichtig ist, nach dem Anschnitt das Aloin auslaufen zu lassen. Es stinkt und färbt die Wäsche gelb. Die Flecken sind so hartnäckig, dass sie nicht mehr zu entfernen sind.

Anschnitt von Aloe-vera-Frischpflanzenblättern

Man schneidet ein Blatt ab und legt es auf ein Stück Papier.
Je nach Größe des Blattes eine bis mehrere Stunden lang.
Um eine sterile Schnittstelle zu bekommen, schneidet man
vom breiten Teil des Blattes eine Scheibe ab. Dann kann
das Gel ausgeschabt und aufgetragen werden. Der Juckreiz
wird um ein Vielfaches besser, man beugt durch Nicht-
Kratzen Entzündungen vor und kann dadurch Komplikationen wie Infektionen und ein langes Abheilen der Stiche
verhindern.

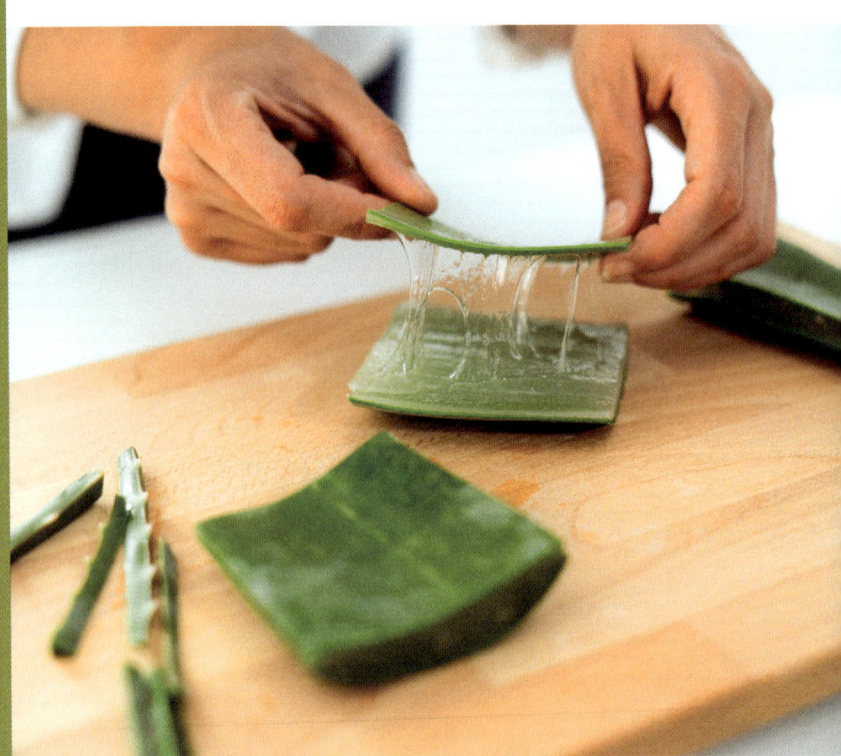

Bei einer kleinen Expedition, ebenfalls in Sri Lanka, war ich auf der Spur eines Warans. Moritz, der Sohn einer lieben Freundin, ist fasziniert von diesen Tieren, deshalb habe ich ein Video gemacht. Durch Unachtsamkeit stürzte ich in einen Schacht und verletzte mich. Ein Schnitt am Knie bereitete mir Schmerzen. Er war ca. 5 cm lang, 5 mm tief und nur leicht blutend. Nach der ayurvedischen Erstversorgung und der Einnahme von Arnika in Form von Globuli verwendete ich auch dafür frisches Aloe-Gel. Jedes Mal, wenn ich das Gel auftrug, verbesserten sich die Schmerzen. Nach zwei Tagen war der Heilungsprozess der Wunde deutlich erkennbar, es gab keinerlei Komplikationen, auch die Narbe war nach ein paar Wochen nicht mehr sichtbar.

Damit man eine Vorstellung bekommt, wie lange diese Behandlung dauerte, möchte ich den Zeitraum anführen: 3x täglich habe ich die Wunde mit Aloe vera versorgt. Sieben Tage lang. Anfangs mit Verband, dann ohne. Man kann sich vorstellen, zu welchem Albtraum ein Urlaub werden kann, wenn sich so eine Wunde entzündet oder Tetanus die Folge wäre.

Apropos Haut. Bei einer Reise nach Hawaii machte ich tatsächlich den Anfängerfehler schlechthin.
Es war Anfang März, im Ländle also Winter. In Hawaii hat es im März um 8.00 Uhr morgens an die 30 Grad. Ich dachte, dass ich mir auf Grund meines eher dunklen Teints erlauben kann, von acht bis zehn Uhr morgens ohne Sonnencreme am Pool zu liegen, was zur Folge hatte, dass ich die nächsten drei Tage damit beschäftigt war, mich vor weiterer Sonne zu schützen. In einem Bioladen habe ich Aloe-vera-Gel bekommen. Das verhinderte Schlimmeres und der Sonnenbrand ist ohne Komplikationen abgeheilt.

Nur das Hautbild des Dekolletés war noch nicht ideal. Die sonnenexponierten Stellen altern bekanntlich besonders schnell. Daher empfehle ich, nach jedem Aufenthalt an der Sonne Aloe-vera-Gel aufzutragen. Das lässt nicht nur jünger aussehen, sondern dient vor allem der Gesundheit der Haut.

Eine Kundin erzählte mir, dass eine liebe Freundin von ihr Krebs habe und sie bestrahlt werden müsse. Ihre Freundin würde sich große Sorgen machen und habe Angst vor den Verbrennungen. Daraufhin habe ich ihr das Aloe-vera-Frischpflanzenblatt empfohlen. Sie hat das frische Gel der Aloe vera während der Strahlentherapie verwendet und so ihre Haut geschont, beruhigt und bei der Regeneration unterstützt. Die Ärzte und Pflegschaft waren von der guten Wirkung erstaunt.

Wirkstoffe und Lebensbausteine in der Aloe Vera

Aloe vera verfügt über Glyconährstoffe, die einen bedeutenden Einfluss auf die Gesundheit haben, insbesondere auf die Haut und die inneren Schleimhäute. Glyconährstoffe haben zusammen mit einigen Lipiden eine sehr wichtige Funktion für die selektive Durchlässigkeit der Zellschutzhülle, damit Nährstoffe hinein können und der Zellmüll hinaus kann (vgl. Esser, S. 17).

Es sind sowohl die nötigen Bauelemente in Form von Glyconährstoffen als auch deren codierter Einbau in der richtigen Weise, damit eine Zellregeneration nach Verletzungen, Schädigung durch UV- und Gammastrahlung u.a. stattfinden kann (vgl. ebd.).
Im Inneren unseres Organismus ist alles mit Schleimhaut

ausgekleidet, die unsere innere Schutzhülle darstellt sowie die Haut die Schutzhülle nach außen ist.

„Im Gel der Aloe vera wurden bisher über 200 verschiedene bioaktive Wirkstoffe und Lebensbausteine von weltweit arbeitenden Forschern entdeckt." (Esser, S. 15) Darunter befinden sich: Polysaccharide, Sterine, Gelatine, Chromone, Vitamine, essenzielle Aminosäuren, Triglyceride, Mineralstoffe, Lignine, Saponine, Anthrachinone, Enzyme, Salizylsäure, Chrysophansäure und Ätherische Öle sowie in der Blattrinde Aloin (vgl. ebd.).

Wichtig ist auch der pH-Wert, der beim frischen, reinen Gel in der Pflanze bei 4,4–4,8 pH liegt. Dem sollten auch reine, naturbelassene Aloe-vera-Säfte entsprechen. Tun sie das nicht und liegt der pH-Wert unter 4,0, dann kann das auf eine Verfälschung durch Säuren, beispielsweise die synthetisch oder gentechnisch hergestellte Zitronensäure, hinweisen. Die Dermatologin Siegrid Flade weist darauf hin, dass die Haut durch Zitronensäure nicht regenerierbar sei, sondern diese Allergie- und Juckreizauslöser sei (vgl. ebd., S. 16).

Worauf sollte beim Kauf eines Aloe-vera-Produktes geachtet werden?

- Die Erde, in der die Pflanze wächst, soll nicht gedüngt sein.
- Die Pflanze soll nicht gespritzt sein.
- Sie soll in Mischkultur wachsen.
- Das Gel soll in Handausschälung gewonnen werden.
- Keine Konservierungsstoffe wie z. B. Zitronensäure sollen enthalten sein.
- Keine Zusätze von Wasser oder Alkohol sollen enthalten sein (vgl. ebd.).

„Die Anwendung des naturbelassenen und unverfälschten Aloe Vera Frischpflanzensaftes – frei von jeglichen Aloin Anteilen und frei von jeglichen Zusatz- sowie Konservierungsstoffen – ist nicht nur eine wirksame Unterstützung bei:

- allergischen Reaktionen
- Augenentzündung
- Asthma
- zur Unterstützung bei Bauchspeicheldrüsenerkrankungen
- Magen- und Darm- sowie Gallenbeschwerden
- zur Unterstützung der Leberregeneration
- bei allen Hauterkrankungen
- Heuschnupfen
- Nasennebenhöhlenentzündung
- insbesondere bei Diabetes
- während der Schwangerschaft" (Esser, S. 21)

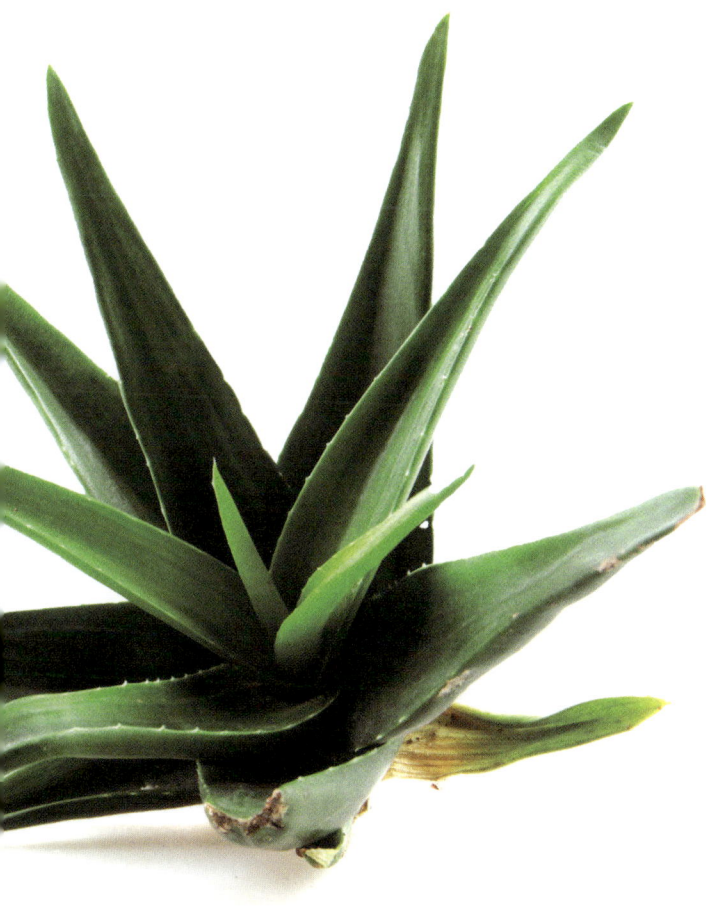

Homöopathie

NACH DR. SAMUEL HAHNEMANN
Hilfe zur Selbsthilfe in den
beschriebenen Akutsituationen

Ich sehe die Homöopathie als Geschenk an die Menschheit.
Sie vermag es auf natürliche Weise, Krankheitszustände in
Gesundheit zu wandeln.
In chronischen Zuständen ist sie oft aufwendig und an-
spruchsvoll, dafür kann sie in Akutzuständen einfach und
schnell sein. Akutzustände sind von kurzer Dauer, klar und
heftig in ihrer Symptomatik, somit ist es einfach, die passende Arznei zu finden.
Grundsätzlich unterschieden wird zwischen der Behandlung akuter Beschwerden wie einem Bienenstich oder einer
Erkältung und den gleichen, immer wiederkehrenden, also
chronischen Beschwerden wie Gelenkbeschwerden oder
Asthma u.a.

Die Grundprinzipien der Homöopathie
- „Die Verwendung von Einzelmitteln
- Die Arzneimittelprüfung an Gesunden
- Das Ähnlichkeitsprinzip
- Die Verabreichung kleinster Arzneigaben
- Die Lebenskraft und ihre Verstimmung
- Potenzierung von Arzneimitteln" (Schmidt, S. 10–13)

Bemerkenswertes an der Homöopathie
- Wirkt in Akutsituationen schnell und zuverlässig.
- Kann Komplikationen verhindern.

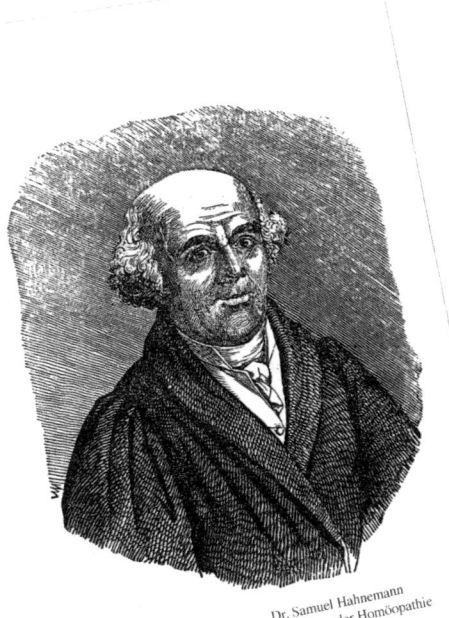

Dr. Samuel Hahnemann
Begründer der Homöopathie

§1

Des Arztes höchster und *einziger* Beruf ist, kranke Menschen gesund zu machen, was man Heilen nennt[1].

§2

Das höchste Ideal der Heilung ist schnelle, sanfte, dauerhafte Wiederherstellung der Gesundheit, oder Hebung und Vernichtung der Krankheit in ihrem ganzen Umfan[ge] auf dem kürzesten, zuverlässigsten, unnachteiligste[n] Wege, nach deutlich einzusehenden Gründen.

§3

Sieht der Arzt deutlich ein, was an Krankheiten, das [ist,] was an jedem einzelnen Krankheitsfalle insbesonder[e] zu heilen ist (*Krankheits-Erkenntnis, Indikation*), sieht er [deut]lich ein, was an den Arzneien, das ist, an jeder Arzn[ei ins]besondere, das Heilende ist (*Kenntnis der Arznei[kräfte]*), und weiß er nach deutlichen Gründen das Heile[nde ...]

1 Nicht aber (womit so viele Ärzte bisher Kräfte und [Zeit] süchtig verschwendeten) das Zusammenspinnen leer[er ...] und Hypothesen über das innere Wesen des Lebe[ns ...] und der Krankheitsentstehungen im unsichtbaren I[...] genannten Systemen, oder die unzähligen Erklär[ungen ...] über die Erscheinungen in Krankheiten und die, ih[...] borgen gebliebene, nächste Ursache derselben u[...] ständliche Worte und einen Schwulst abstrakte[r ...] gehüllt, welche gelehrt klingen sollen, um den [...] Erstaunen zu setzen, während die kranke Wel[t ...] Hilfe seufzte. Solcher gelehrter Schwärmereie[n (...] *theoretische Arzneikunst* und hat sogar eigne [...] haben wir nun gerade genug, und es wird h[...] sich Arzt nennt, endlich einmal aufhöre, di[...] mit Geschwätze zu täuschen, und dagegen [...] *deln*, das ist, wirklich zu helfen und zu hei[len ...]

- Beschleunigt und fördert den Genesungsprozess.
- Kann viele Ängste, Kummer und Sorgen ersparen.
- Schafft ein Bewusstsein für den eigenen Körper.
- Fördert eine aufmerksame Beobachtung und Wahrnehmung.
- Bringt Menschen aus ihrer Chronizität.
- Begreift den Menschen auf all seinen funktionierenden Ebenen.
- Aktiviert die Selbstheilungskräfte ganz natürlich.
- Reduziert Nebenwirkungen von Medikamenten.

Die Arzneimittelprüfung

„Bei einer Prüfung erhält der Organismus einen Stoff, der stark genug ist, eine Störung hervorzurufen und den Abwehrmechanismus zu mobilisieren. Der Abwehrmechanismus bringt nun auf allen drei Ebenen des Organismus Symptome hervor, die für die eigentümliche und einzigartige Wirkung des Stoffes charakteristisch sind. Ähnlich verhält es sich, wenn das dynamische Feld eines Patienten auf einen Krankheitsreiz reagiert, und wir die charakteristische Art und Weise dieser Reaktion durch Aufschreiben der Symptome festhalten. In beiden Fällen treten Symptome nur dann auf, wenn der auslösende Reiz stark genug ist, um den Abwehrmechanismus zu mobilisieren, oder wenn eine genügende Empfindlichkeit für den Frequenzbereich des Stoffes vorhanden ist." (Vithoulkas, S. 105)

Das Ähnlichkeitsprinzip

Wenn ein gesunder Mensch eine Tollkirsche isst, leidet er an den Vergiftungserscheinungen.
Kranke Menschen können diese Symptome auch ohne das Essen einer Tollkirsche produzieren.
Diese haben Fieber, einen hochroten Kopf, Delirium,

Schweißausbrüche, Sonnenunverträglichkeit, Durst ohne
Verlangen zu trinken u.a.m.
Diesen Menschen hilft Belladonna – die Tollkirsche in
homöopathischer Form. (Vgl. Stadelmann, S. 446)

Die Lebenskraft und ihre Verstimmung
Unser Organismus besteht aus drei klar definierten Ebe-
nen – der mentalen, der emotionalen und der körperlichen
Ebene, die durch das Wirken des Abwehrgefüges mitein-
ander verbunden sind. In der Homöopathie wird das „die
Lebenskraft" genannt.
Das Abwehrgefüge und seine jeweilige Stärke oder Schwä-
che legen fest, auf welcher Ebene nach einer bestimmten
Stresssituation Symptome erscheinen werden.

Wahl der Potenz
Es gibt zahlreiche Theorien zu den Potenzen. Die Wahl der
Potenz hängt von vielen Faktoren ab. Leidet der Mensch
unter einer Chronizität, ist professionelle Hilfe unumgäng-
lich! In chronischen Fällen ist die Erhebung der Ebene der
Gesundheit für die Wahl der Potenz Voraussetzung.

Aufgrund des in vielen Fortbildungen erhaltenen Wissens,
erachte ich die Potenz C 30 für die hier beschriebenen
Situationen als angemessen.

Nach Schmidt besteht die Einnahmevorschrift für C-Poten-
zen darin, „einige Globuli des Mittels als Einmalgabe vom
Patienten auf die Zunge nehmen und dort zergehen zu
lassen. Danach ist nichts mehr zu verabreichen, sondern
nur noch zu beobachten, ob die Besserung eventuell wieder
nachläßt." (Schmidt, S. 69) Trotzdem rate ich auch an
dieser Stelle: Sprechen Sie sich gegebenenfalls bezüglich

der Potenz, einer Wiederholung oder einer Folgearznei mit ihrem Homöopathen ab!

Wenn es nicht hilft, dann schadet es nicht. Das stimmt bei der Homöopathie nicht!

Wenn die Homöopathie nicht korrekt angewendet wird, kann in einem Menschen ein großes Ungleichgewicht hervorgerufen werden. Bei ständigen oder nicht korrekten Wiederholungen von homöopathischen Arzneimitteln kann der Betroffene Prüfungssymptome produzieren. Das bedeutet, er produziert die Symptome der Arznei. Das kommt z. B. vor, wenn Kindern bei der Zahnung ständig Chamomilla verabreicht wird, dadurch können sich die Beschwerden verschlimmern.

Befindet sich der betroffene Mensch in einem hohen Alter oder auf einer ungünstigen Gesundheitsebene, ist eine zu hohe Potenz unangemessen, da der Organismus in zu hohem Maße stimuliert wird.

Ein Beispiel für Prüfungssymptome

Stimmt die Symptomatik mit dem Arzneimittel überein und der Betroffene nimmt nicht wie vorgesehen die kleinste Arzneigabe, sondern wiederholt über mehrere Tage in einer zu hohen Potenz die Arznei, stimuliert er den Organismus in zu hohem Maße, sodass er zusätzliche und verstärkte Symptome produzieren kann. Dieser Effekt ist in einem Krankheitsprozess nicht gewünscht. Hahnemann schreibt im „Organon der Heilkunst" im § 1, 2: „Der einzige Beruf des Arztes ist schnelles, sanftes, dauerhaftes Heilen; ANM. nicht das Schmieden theoretischer Systeme und Erklärungs-Versuche." (Hahnemann, S. 7)

Ich halte nichts davon, die Menschen mit einer D12-Taschenapotheke abzuspeisen, unter dem Motto: „Damit kann man nichts falsch machen." Oder es wird ihnen nicht zugetraut, eine korrekte Arznei zu wählen. Mit der Potenz C 30 ist eine Reaktion für jeden erkennbar.

Man sollte sich bewusst sein, dass es sich bei homöopathischen Mitteln um Arzneien handelt und nicht um Süßigkeiten. Jeder Mensch hat eine Verantwortung sich selbst und anderen gegenüber, nach bestem Wissen und Gewissen zu handeln.
Das passend gewählte Arzneimittel in der Potenz D 12 wirkt, doch die Wirkung ist sehr sanft und deshalb für den Laien schwer zu beurteilen. Außerdem besteht bei dieser Potenz eine höhere Gefahr der Prüfungssymptome, da eine zu häufige Wiederholung der Arznei gängig ist.

Beurteilung einer verabreichten Arznei
Das eine ist, die korrekte Arznei zu verabreichen und das andere ist, die Reaktion der Arznei zu beurteilen. Wenn Sie nach einer Gabe C 30 keine Reaktion bekommen, würde ich empfehlen, Rücksprache mit Ihrem Homöopathen zu halten, um die weitere Vorgehensweise zu besprechen. Eine Wiederholung der Arznei bei ausbleibender Reaktion ist unangemessen.

Mögliche Reaktionen auf eine korrekt verabreichte Arznei
Wenn das korrekte homöopathische Arzneimittel verabreicht worden ist, kann man sich darauf verlassen, dass der Organismus eine Reaktion zeigt, die beurteilt werden kann.

- Die Schmerzen werden weniger.
- Das Fieber senkt sich.
- Die Schwellung geht zurück.
- Die Beschwerde nimmt ab.
- Die Intensität, die Abstände und das Wiederauftreten der Symptome nehmen ab u.a.m.

Was ist eine Erstverschlimmerung?
Generell ist eine Erstverschlimmerung ein gutes Zeichen, obwohl sich die Symptome über einen kurzen Zeitraum verstärken. Das kommt vor, wenn die Arznei korrekt ist, aber die Potenz zu hoch war. Nach der Erstverschlimmerung tritt eine anhaltende Besserung der Beschwerden ein. Befindet sich eine Person in einer schlechten gesundheitlichen Verfassung, ist eine Erstverschlimmerung unbedingt zu vermeiden! Das ist möglich durch die Einnahme einer tiefen Potenz.

Was möchte man mit der Verabreichung einer homöopathischen Arznei bewirken?
Mit der korrekten homöopathischen Arznei werden die Selbstheilungskräfte des Betroffenen unterstützt. Die Beschwerden, der Allgemeinzustand und die Laune werden sich verbessern.

Mögliche Ursachen, warum eine homöopathische Arznei nicht wirkt
- Die Arznei ist nicht korrekt gewählt (falsche Arznei).
- Die Arznei ist unsachgemäß gelagert (kaputt).
- Es wurde Koffein oder Energiedrinks getrunken oder kampferhaltige Produkte verwendet.
- Ein Vollrausch oder Drogen machen die Arznei ebenfalls unwirksam (antidotiert).

Warum drei Globuli, nicht zehn oder ein ganzes Fläschchen?

Bei der Herstellung einer homöopathischen Arznei sind die Milchzuckerkügelchen (Globuli) die Träger.

Die Arznei wird mit feinsten Düsen auf die Träger aufgesprüht. Um sicher zu gehen, dass sich die Arznei auf dem Träger befindet, verordnen Homöopathen drei bis fünf Globuli. Wenn Sie eine Arznei in der Potenz C 30 verwenden, könnte man theoretisch auch ein ganzes Fläschchen auf einmal zu sich nehmen. Die Potenz ist immer dieselbe, unabhängig davon wie viele Milchzuckerkügelchen Sie zu sich nehmen. Problematisch wird es, wenn Sie täglich eine C 30 einnehmen, dann besteht die Gefahr von Prüfungssymptomen.

Wann ist es sinnvoll, den Homöopathen, den Arzt oder das Krankenhaus zu kontaktieren bzw. informieren?

In Akutsituationen spielt Angst oft eine Rolle, vor allem bei Müttern, wenn es um das Wohl ihrer Kinder geht.

 Daher mein Tipp: Es hat sich bewährt, RUHE zu bewahren, um mit klarem Verstand die richtigen Maßnahmen einzuleiten. Diese reichen von Abwarten bis sofort den Notarzt rufen.

Bei einem Schnupfen kann abgewartet werden, bei Atemnot muss sofort gehandelt werden.

Wenn die hier genannten Maßnahmen eingeleitet sind, haben Sie Verantwortung übernommen. Sollten dadurch Unsicherheiten auftreten, kann Verantwortung abgegeben werden. Jederzeit bestehen die Möglichkeiten, einen Homöopathen zu kontaktieren, einen Arzt hinzuzuziehen oder ein Krankenhaus aufzusuchen.

Es ist mir wichtig, hier darauf hinzuweisen, dass die Natürlichkeit immer mehr als unnatürlich dargestellt wird. Es ist natürlich, hin und wieder krank zu sein.

Das Leben verläuft für die meisten Menschen mit Höhen und Tiefen. Akuterkrankungen bieten eine Möglichkeit, eine unangenehme Seite des Lebens kennenzulernen. Diese hilft uns, auf das Leben vorbereitet bzw. gestärkt zu werden. Das bringt den Vorteil mit sich, zu lernen, mit vielen Arten von Herausforderungen umzugehen und nicht daran zu verzweifeln.

Ein Kind, das eine Akuterkrankung auf natürliche Weise durchgestanden hat, darf sich danach über einen Entwicklungsschub freuen.
Man soll den Kindern nicht ihre schweren Rucksäcke abnehmen, sondern sie dabei unterstützen, sie zu tragen. Das gilt natürlich auch für Erwachsene.

Druck und Leistungszwang können die Entwicklung stören und zu Erkrankungen führen. Dem Erzwingen von Krankheiten setzt die Natur den Rückzug entgegen, damit Kraft gesammelt und somit die Krankheit überwunden werden kann, und Entwicklung wieder möglich wird.

Oft stellen ein gutes Gespräch, Zeit, Zuwendung, Liebe und Trost weitaus bessere Möglichkeiten dar als das Verabreichen einer Arznei.
Ich bin eine Gegnerin davon, für jede Kleinigkeit und ständig Arzneimittel zu konsumieren, und eine Befürworterin davon, angemessen und individuell auf aktuelle Situationen zu reagieren.

Woran erkennen Sie einen gut ausgebildeten Homöopathen?

- Er hat eine mehrjährige Ausbildung in Homöopathie nach Dr. Hahnemann hinter sich.
- Er ist zusätzlich schulmedizinisch ausgebildet und verfügt über Kenntnisse der Anatomie, Pathologie und Physiologie des menschlichen Körpers. Das sind Personen wie Ärzte, Heilpraktiker, Krankenschwestern, Hebammen u.a.m.
- Er besucht Fortbildungen zum Thema „Homöopathie".
- Er nimmt an Supervisionen teil.

Schwierigkeiten der Homöopathie

- „Spezifizierung der Ähnlichkeits-Beziehung
- Phänomenologie versus Naturwissenschaft
- Die Beherrschung der Materia medica
- Homöopathie als regulative Arzneitherapie
- Vorrang kausaler Arzneitherapie
- Das Können des Homöopathen" (Schmidt, S. 16–19)

Chirurgische Behandlung

Handelt es sich um ein verrenktes Gelenk, einen Knochenbruch oder um eine offene blutende Wunde und sind chirurgische Maßnahmen notwendig, ist dies von homöopathischer Seite selbstverständlich zu unterstützen. Dort leistet die Chirurgie einen notwendigen Beitrag zur Wiederherstellung von Gesundheit.

Geduld

Viele Menschen denken, wenn sie ein homöopathisches Mittel verabreicht bekommen/konsumiert haben, sind sie sofort gesund. Dabei sollte bedacht werden, dass der Organismus mit etwas zu „kämpfen" hat. Mit der Homöopathie kann der Kampf unterstützt, aber nicht verhindert werden. Wenn man sich z. B. verbrannt hat, ist Gewebe zerstört worden. Das kann nicht ungeschehen gemacht werden. Die Wundheilung braucht Zeit und Geduld. Durch die korrekte Wundversorgung und den Einsatz der passenden Arznei können die Genesung gefördert und Komplikationen verhindert werden.

Unser Körper ist ein Wunder und hat viele gute Strategien, die wir von außen unterstützen können, um das Gleichgewicht wiederherzustellen.

Ablauf einer homöopathischen Behandlung beim Experten

- „Aufnahme der Symptome für die Mittelfindung.
- Bewertung einer Behandlung.
- Die Bestimmung der Ebene der Gesundheit.
- Empfänglichkeit für Erreger.
- Genetische Prädisposition (Hahnemann spricht von Miasmen)" (Vithoulkas/Woensel, S. 5)

Bei der Fallaufnahme, die beim ersten Mal zwischen ein bis zwei Stunden dauert, schildert der Betroffene seine Beschwerden. Der Organismus produziert immer dann Symptome, wenn es notwendig ist, die inneren lebenswichtigen Organe zu schützen. Der Homöopath muss den Menschen auf all seinen funktionierenden Ebenen begreifen, deshalb stellt er auch Fragen, die die mentale und emotionale Ebene betreffen, obwohl der Betroffene vielleicht den Homöopathen wegen einer körperlichen Beschwerde aufgesucht hat. Der Homöopath stellt viele Fragen, z. B. zu welchem Zeitpunkt die Beschwerden das erste Mal aufgetreten sind, wodurch sie sich verbessern oder verschlechtern, wie sich der Schmerz anfühlt; er stellt Fragen zu Schlaf, Laune, Konzentration, Appetit, Durst und wann Sie das letzte Mal Fieber gehabt haben u.a.m.

Das Ziel der homöopathischen Behandlung ist nicht das Beseitigen der Symptome, sondern den Menschen in seiner gesamten gesundheitlichen Verfassung in Richtung Heilwerden zu begleiten.
Dazu gibt es verschiedene Parameter, um die Ebenen der Gesundheit zu definieren. „Um die Krankheitszustände von Patienten besser charakterisieren und eine bessere Prognose abgeben zu können, ist es sinnvoll, den Zustand des Patienten sowohl vor als auch während der Behandlung entsprechend der definierten Gesundheitsebenen einzuordnen." (Ebd., S. 7)

„Wenn die Ebene der Gesundheit sich in einer Person ändert, verändert sich ebenso ihre Prädisposition in Bezug auf krankmachende Erreger. Denn jede Ebene der Gesundheit wird von einer anderen Bandbreite von Bakterien, Viren oder Mikroben affiziert [...]." (Ebd., S. 13)

Angeborene genetische Prädispositionen (Hahnemann nannte sie Miasmen) sind Einflüsse, die Komplikationen hervorrufen können.
Nach der Erstellung der Prognose erfolgt die Repertorisation (Nachschlagen in Nachschlagewerken/Arzneimittelprüfungen) zur Findung des Arzneimittels und die Arzneimitteldifferenzierung, danach das Bestimmen der angemessenen Potenz.

Der Betroffene bekommt unter Anweisungen die homöopathische Arznei, die er einnimmt, und sucht zu einem vereinbarten Zeitpunkt zur Folgebesprechung den Homöopathen wieder auf, um die Reaktion der Arznei und die weitere Vorgehensweise zu besprechen.

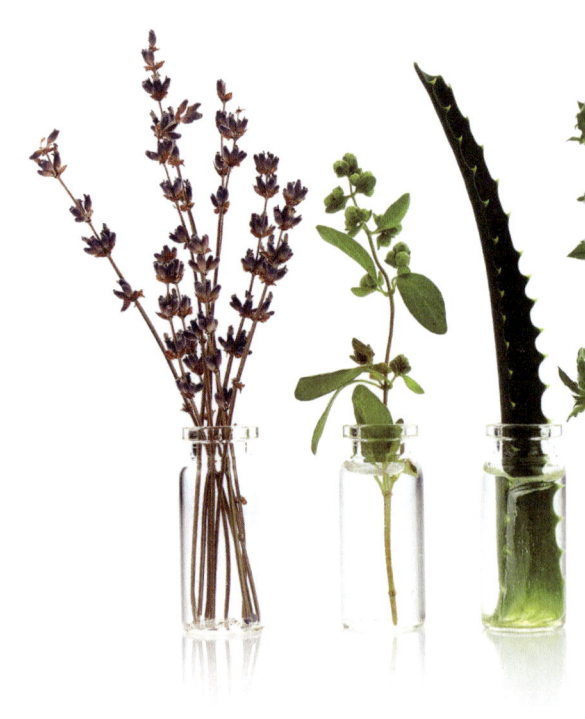

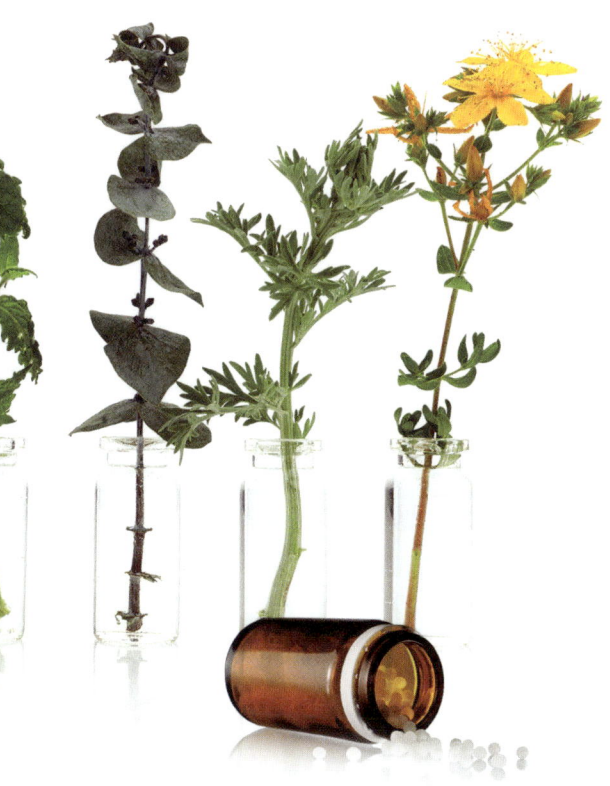

Fieber

In Bezug auf das Thema „Fieber" sind mir viele Menschen
mit Unsicherheiten und Ängsten begegnet.
Ich habe Fieber als natürliche Reaktion auf einen Auslöser/
Erreger verstanden mit dem Ziel, das Gleichgewicht wiederherzustellen.

„Fieber ist eine anstrengende Körperleistung gegen eine
Krankheit und nicht die Krankheit selbst!
Daher soll nicht das Fieber gesenkt, sondern seine Arbeit
und Effizienz unterstützt werden. Die Fähigkeit zu fiebern,
ist ein Zeichen guter Gesundheit. Chronisch Kranke, Allergiker, abwehrgeschwächte Personen und gar Krebskranke
zeichnen sich eher durch jahrelange Unfähigkeit aus, hoch
zu fiebern. Es wäre gar eine der besten Therapien! Kinder
und Wöchnerinnen können schnell und hoch fiebern und
bei guter Begleitung lebenslang davon profitieren! Bakterien und Viren provozieren die Fieberauslösung durch
gewisse Substanzen (‚Pyrogene') in der für die Temperatur-
regulation zuständigen zentralen Gehirnregion. Diese löst
das Zittern und Vibrieren von Muskeln (‚Schüttelfrost') aus,
wodurch Wärme entsteht. Die Basiskörpertemperatur kann
von 37° Celsius auf über 41° Celsius gesteigert werden.
Krankheitserreger werden ab 39° Celsius immer unbeweg-
licher und schwach. Die Hitze fördert hingegen die Abwehr wirkungsvoll mit Steigerungen der Pulsfrequenz, des
Blutumlaufs und der Organdurchblutung. Die Abwehrzellen
werden aktiviert und vermehrt." (Graf, S. 118)

Fiebertherapie macht dann Sinn, wenn sie dem Betroffenen

mehr nützt als schadet.

Wenn der Betroffene Schlaf findet, isst und trinkt und nicht unter starken Schmerzen leidet, lediglich lustlos und abgeschlagen ist, macht es keinen Sinn, das Fieber zu senken.

Ist das Gegenteil der Fall, ist wichtig zu wissen, dass das Fieber nicht auf Normaltemperatur gesenkt werden kann. Wenn das Fieber um ein paar Zehntel sinkt, werden die Schmerzen und die anderen Symptome sich meistens verbessern.

Wenn sich das Fieber durch verschiedene Maßnahmen nicht senken lässt, kann ein Grund dafür sein, dass der Körper es sich nicht nehmen lässt, weil er es braucht, um das Gleichgewicht wiederherzustellen. Ist das der Fall, kann es trotzdem zu einer Besserung kommen.

Wenn das nicht der Fall ist, ist ein Arztbesuch angezeigt. Jedes medikamentöse Fiebermittel hat immer einen vorhandenen Nebeneffekt (z B. schmerzstillend). Fiebermittel wirken nur eine gewisse Zeit lang (1–4 h) (vgl. Metzler/Metzler, Video Fieber).

Gängige Fiebermittel wie Paracetamol und Ibuprofen belasten die Nieren und die Leber, je nachdem, wie viel dem Organismus zugeführt wird. Hier möchte ich den Nureflex-Saft erwähnen, der den Kindern wie Himbeersaft verabreicht wird, ohne die möglichen Konsequenzen/Risiken zu berücksichtigen.

Deshalb mache ich Sie darauf aufmerksam, unbedingt die Höchstmenge zu beachten! Paracetamol kann bei Überdosierung sehr großen Schaden an der Leber anrichten.

Außerdem führt ein oftmaliges Unterdrücken von Fieber dazu, dass dem Organismus die Fähigkeit genommen wird, natürlich auf einen Auslöser/Erreger zu reagieren. Das kann sich ungünstig auf die Gesundheit auswirken.

Was kann, außer der Verabreichung gängiger Medikamente, bei Fieber getan werden?

- Ruhe bewahren! Das hat tatsächlich große Wichtigkeit.
- Das Fieber sollte nicht als das Böse gesehen werden, sondern als natürlicher Versuch des Organismus, die Balance wiederherzustellen.
- Diese Phase kann sanft mit Zuwendung und Aufmerksamkeit unterstützt werden.
- Bettruhe! Das ist in unserer schnelllebigen Zeit fast nicht mehr vorstellbar, aber notwendig, um die Genesung nicht sinnlos in die Länge zu ziehen.
- Wenn das Gefühl hochkommt, unbedingt etwas unternehmen zu müssen, sind Wadenwickel eine Möglichkeit. Wadenwickel korrekt angewendet, können den Körper abkühlen. Eine warme Körperoberfläche wird abgekühlt, dadurch sinkt das Fieber, was nur dann erfolgreich wirkt, wenn die Haut an den Waden warm ist. Besser ist es, den Prozess aufmerksam und durch liebevolle Zuwendung zu begleiten.
- Auf die Kleidung achten.
  Oft sind fiebernde Menschen viel zu warm angezogen/zugedeckt. Eine Kleiderschicht/Decke am Körper reicht, damit der Körper die Möglichkeit hat, die Hitze abzugeben. Das führt manchmal schon zur Senkung von Fieber.
- Homöopathische Arzneimittel können bei Fieber sehr gut unterstützen und das Kranksein verkürzen.
- Essen und trinken, worauf man Lust hat.

- Sehen Sie sich das Video über Fieber an – unter: www.kinderarztvombodensee.de

Richtiges Fiebermessen

Achtsamkeit und Vorsicht im Umgang mit der Messung ist geboten!

Fiebermessen im Po liefert zuverlässige Ergebnisse. Ein verlässliches Ergebnis ist wichtig, um die passenden Maßnahmen einleiten zu können. Sich und dem Betroffenen kann Zeit gespart werden, wenn gleich diese Variante angewendet wird.

Um die Messung schonend durchzuführen, kann etwas Kokosfett auf die Spitze des Fieberthermometers aufgetragen werden. Die Spitze des Thermometers 3 Zentimeter in den After einführen. Bei Kindern geht es am besten, wenn sie auf dem Rücken liegen und sie die Beine nach oben/hinten halten. Erwachsene können auch in Bauchlage messen. Wichtig: Hände und Fieberthermometer gründlich reinigen oder beim Thermometer eine Einwegschutzhülle verwenden, um Erregern entgegenzuwirken (vgl. Metzler/Metzler, Video Fieber messen).

Wadenwickel

Man benötigt:
1 Schüssel mit ca. 1 l kaltem Wasser 10–18°C
reinen Bio-Apfel- oder Weinessig oder eine Zitrone
2 Innentücher – Leinen oder Baumwolltücher
2 Zwischentücher – Handtücher
2 Außentücher – Wolle
 oder ein Paar Baumwollsocken oder Wollsocken

Die Zitrone halbieren, im Wasser sternförmig einschneiden und dann im Wasser ausdrücken oder einen Schuss Essig in das Wasser geben.

Wadenwickel reichen vom Fußknöchel bis zur Kniekehle.

Die Außen- und Zwischentücher unter die Waden legen, die in kaltem Wasser getränkten und ausgedrückten Innentücher satt um die Waden wickeln. Dann die Zwischen- und Außentücher kompakt anlegen.

Um fiebersenkend zu wirken, sollten die Wickel bzw. Socken ca. alle fünf Minuten gewechselt werden. Damit können Sie das Fieber um circa. 0,4°C senken.

Für Kinder eignen sich Socken sehr gut. Hier werden die Socken mit dem kalten Wasser getränkt und darüber Wollsocken gezogen (vgl. Heilpraktiker).

Fieberkrampf

„Dieses Ereignis ist nach einer Umfrage bei Eltern für diese so dramatisch, dass an die 80 % glauben, ihr Kind sterbe!" (Graf, S. 124) Das veranlasst die meisten, ins Krankenhaus zu fahren.

„Nur, ein Krankenhaus ist ein juristischer Raum, der gefordert ist, das Kind eingehender zu untersuchen einschließlich Blut- und Hirnwasseruntersuchungen („Rückenmarkpunktion"). [...] Dabei sind über 99 % (!) aller Fieberkrämpfe harmlos und dürfen stattfinden! [...] Daher sollen Eltern aufgeklärt werden über die Harmlosigkeit und Gutartigkeit dieses Geschehens, um besonnen und abwartend zu reagieren!" (Ebd., S. 124, 125)

Betroffen sind Kinder vom zweiten bis zum siebten Lebensjahr.

Es ist auf das Verletzungsrisiko zu achten, da die Krampfanfälle z. B. während des Essens auftreten können.

Die Dauer eines Fieberkrampfes reicht von wenigen Sekunden bis zu mehreren Minuten.
Nach dem Krampfanfall ist das Kind sehr müde und verstört, es braucht eine Weile, bis es wieder bei sich ist (vgl. Metzler/Metzler, Video Fieber).

Zecken

Kleines Lebewesen – der gemeine kotzende Holzbock

Zecken lösen bei vielen Menschen Panik aus. Kein Wunder, wenn sie in 1000-facher Vergrößerung jedes Frühjahr plakatiert werden.

Daraus ergeben sich Fragen wie:
- Was kann ich vorbeugend tun?
- Wie entferne ich eine Zecke?
- Was mache ich bei einem Zeckenstich?

Vorbeugende Maßnahmen
Das Tragen von langärmeliger Kleidung, die an den Bündchen eng anliegt, ist sinnvoll, um ein unbemerktes Eindringen der Zecken zu verhindern. Früher galten Mai, Juni und Juli als zeckenreiche Zeiten. Mittlerweile sollen sie fast ganzjährig unterwegs sein (das liegt an den milden Wintern).

Man sollte vornehmlich helle Farben tragen, da die Zecken darauf gut erkennbar sind und schnell entfernt werden können. Geschlossene Schuhe sind zu empfehlen.

Nach jedem Aufenthalt im Freien sollten Kleider und Körper gründlich abgesucht werden. Vor allem dann, wenn man sich in Wäldern und Wiesen, in der Nähe von Gebüschen und Sträuchern aufgehalten hat oder anderweitigen direkten Kontakt zu Pflanzen oder Tieren hatte. Zusätzlich empfehle ich das Durchkämmen der Haare.

Bei der Gartenarbeit empfiehlt sich das Tragen von Handschuhen.
Auch Haustiere sollten nach jedem Freigang gründlich abgesucht werden.
Viele sind begeistert davon, ihren Körper mit Kokosöl einzucremen, das soll für Zecken „unattraktiv" sein.

Es liegt im eigenen Ermessen und in der Eigenverantwortung, das zu wählen, was einem passend erscheint und gut in das Leben zu integrieren ist.

Wie entfernt man eine Zecke?
Meine Empfehlung ist, Ruhe zu bewahren. Wenn dem Betroffenen mit Ruhe begegnet wird, um die notwendigen Maßnahmen einzuleiten, wird das erfolgreich sein.

Hat eine Zecke bereits zugebissen, sollte sie möglichst schnell entfernt werden. Je früher eine Zecke entdeckt und entfernt wird, desto geringer ist das Risiko einer Erkrankung durch die Zecke.

Eine Zeckenzange wird so nah an der Haut wie irgend möglich angesetzt, darf aber dabei nicht den Körper der Zecke quetschen. Drehen Sie nun die Zange mit der Zecke hin und her. Das veranlasst die Zecke, ihre Widerhaken zu lösen und so ist es oft problemlos möglich, die Zecke samt Kopf zu entfernen (vgl. Metzler/Metzler, Video Zecken).

Wenn der Kopf in der Haut bleibt, veranlasst der Organismus, ihn hinaus zu transportieren. Das gelingt im Normalfall gut. Bei entzündlichen Reaktionen sollte man sich an einen Arzt wenden.

Vorgehensweise bei einem Zeckenstich

„Nicht jeder Zeckenstich muss zu einer Erkrankung führen und nicht jeder positive Borrelien-Test bedeutet eine Erkrankung. Das ist das Tückische.", sagt Gerold Stanek, einer der Pioniere der Borrelienforschung in Wien. Die ForscherInnen der MedUni Wien sind aktuell an der Entwicklung eines Früherkennungstests im Rahmen des EU-Projekts „ID-Lyme" beteiligt, der es möglich machen wird, früher als bisher eine aktuelle Infektion erkennen zu können und gleichzeitig verhindern wird, dass gesunde Personen mit Borrelien-Antikörpern im Blut unnötig mit Antibiotika behandelt werden." (meduniwien, o. S.)

Eine allgemeine Problematik ist, dass sich die Krankheitsbilder in der heutigen Zeit immer häufiger nicht mehr so zeigen, wie sie in den Lehrbüchern beschrieben sind. Zu dieser Thematik habe ich mich mit Experten aus der Schulmedizin und der Naturheilkunde auseinandergesetzt. Da das Thema „Zecken" mit viel Angst besetzt ist und es unterschiedlichste Meinungen darüber gibt, sind auch die Möglichkeiten, darauf zu reagieren, sehr vielfältig. Diese reichen von Antibiotika bis Zuwarten.

„Antibiotika können früh eingesetzt werden, wenn Unsicherheiten über die Abwehr bestehen. Am erfolgreichsten sind die Frühbehandlungen. Auch in späteren Stadien werden immer noch Antibiotika eingesetzt, allerdings mit schlechterem Erfolg und größerem Aufwand." (Graf, S. 179, 180)

„Die erste Rötung der Wunde ist harmlos und beruht auf dem Fremdkörperreiz durch das Tier. Die spätere kreisförmige Wanderröte stellt immer noch den zweitharmlosesten

Borreliose-Verlauf nach der unmerklichen Infektion, der stillen Feiung, dar. Bei einer günstigen Vorgeschichte, insbesondere einer ohne Impfungen, sind Antibiotika nicht notwendig. Konventionell nach Plan geimpfte Personen geraten mit den ersten Krankheitszeichen in den Konflikt, ob sie Antibiotika einnehmen sollen, was meistens dann geschieht. Jederzeit sind spätere Reinfektionen möglich, und die Not dieser Entscheidung wiederholt sich. Vorab sind andere Planungen möglich." (Ebd., S. 180)

Beobachten Sie (14 Tage) aufmerksam, ob es zu entzündlichen Reaktionen an der Stichstelle kommt und ob sich eine runde oder längliche Rötung um den Stich bildet. Als Homöopathikum ist Ledum C 30 die korrekte Arznei für Zeckenstiche (vgl. ebd.). Wenn ein häufiger Befall vorkommt, kann das ein Hinweis auf eine Schwäche im Organismus sein. Eine Stärkung des Immunsystems ist dafür eine geeignete Maßnahme.

Wie kann das Immunsystem gestärkt werden?
• Stressabbau
• Gesunde Ernährung
• Sport/Bewegung an der frischen Luft
• Yoga
• Achtsamkeitstraining
• Meditation
• Systemische Aufstellungsarbeit
• Psychotherapie u.a.m.

All das sind Möglichkeiten, dem Organismus natürliche Hilfestellungen zu gewähren, um ins Gleichgewicht zu kommen und an Kraft zu gewinnen.

FSME – (Frühsommer-Meningoencephalitis)
Entzündung von Gehirn und Hirnhäuten
Wenn nach einem Zeckenstich Symptome festgestellt
werden wie heftige Kopfschmerzen, Nackensteifigkeit und
hohes Fieber, sollte sofort der Notarzt (141) gerufen und Ihr
behandelnder Homöopath kontaktiert werden.

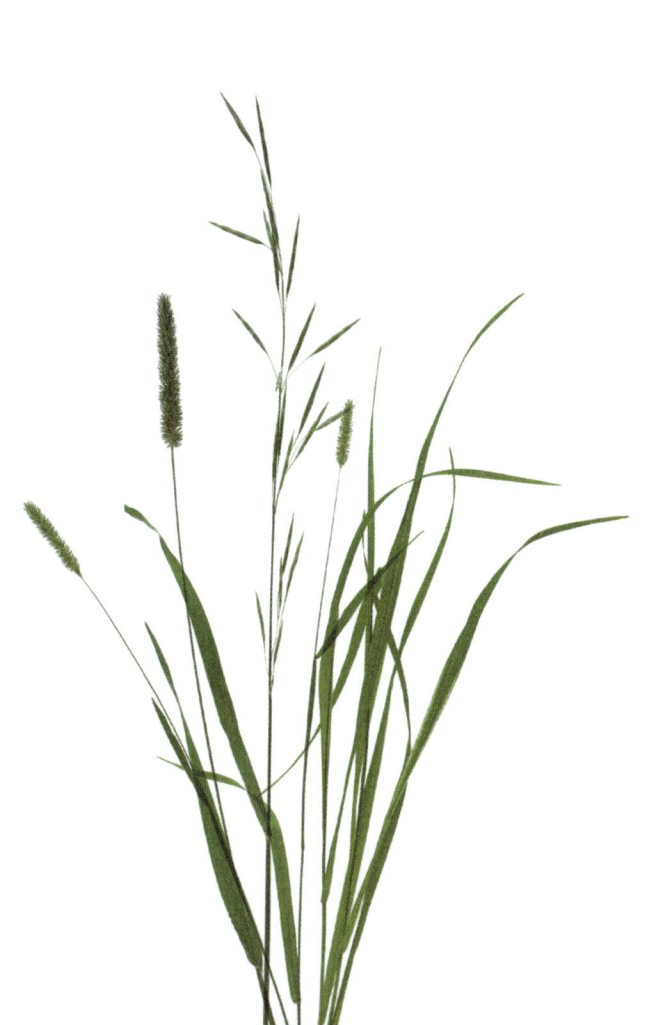

Biologisch, regional, saisonal

Die Bedeutung

Seit Jahrzehnten beschäftige ich mich mit dem Thema „biologische Lebensmittel".

Viele Jahre des Belächeltwerdens und viele Diskussionen später schreiben wir das Jahr 2020.

Das Jahr 2019 zeigt uns so deutlich wie noch nie den Raubbau auf, den wir an der Natur betrieben haben. Greta Thunberg lässt die Politiker nicht mehr aus ihrer Verantwortung. Die Jugend fordert ihr Recht ein. Das Recht auf eine gesunde Zukunft. Seit den 1960er Jahren gab es keine so große Bewegung mehr wie die gegen die Klimakrise! Nur noch die ignorantesten der Ignoranten sagen immer noch, es gäbe keine Klimakrise.

In meinem Verständnis von Gesundheit sind biologische Lebensmittel „normal".

Die mit Pestiziden gespritzten, genmanipulierten mit Medikamenten behandelten Nahrungsmittel sind für mich „abnormal".

Auch hier liegt es in der Eigenverantwortung eines jeden Menschen zu entscheiden, was und wie viel er kauft und was er isst, wie viel jeder von uns auf Kosten anderer lebt und inwieweit er Konzerne und die Politik aus ihrer Verantwortung entlässt.

Wenn man sich mit dem Thema „BIO" in einer umfassenden Weise auseinandersetzt, kommt man nicht um folgende Themen herum: Regional, saisonal, sogenannte

Dritte Weltländer, Flüchtlinge, Menschlichkeit, Menschenrechte, Politik. Konsumverhalten, Wegwerfgesellschaft, Armut, Hunger, Macht, Habgier, Geld, Neid, Medikamente, Kosmetik, Krankheit, Gesundheit, neue Technologien und Wissenschaft.

Natürlich biologisch

Gründe für den Kauf von Lebensmitteln aus biologischer Landwirtschaft:

- Gentechnikverbot
- Tiergerecht
- Umweltschutz
- Bodenkultur
- Höchste Qualität
- Streng kontrolliert

Vorteile

„Intensiver Geruch und Geschmack, hohe Nährstoffdichte, lange Haltbarkeit, hoher Vitamingehalt, hoher Mineralstoffgehalt, ohne Verwendung von Gentechnik erzeugt, garantiert ohne Strahlenbehandlung, kein Einsatz von Tiermehl und Antibiotika in der Fütterung, kein Einsatz von chemisch-synthetischen Pestiziden." (BIO AUSTRIA Vorarlberg, S. 9)

Natürlich saisonal

„Saisonalität lässt sich aus unserer Sicht aus den klimatischen Bedingungen eines Produktionsstandorts ableiten. Österreichische Produkte gelten aus Sicht von GLOBAL 2000 dann als saisonal, wenn sie im Freiland wachsen. Produkte, die aus dem geschützten Anbau (Folientunnel, Glashaus) stammen, gelten im selben Zeitraum als saisonal, wenn während dieser Zeit keine Beheizung oder Beleuchtung stattfindet." (Global 2000, o. S.)

Die Saison kann verlängert werden durch Hilfsmittel wie beheizte Folientunnel u.a.m., wobei darauf zu achten ist, dass für das Beheizen erneuerbare Energien verwendet werden.
Frische saisonale Produkte können auch länger haltbar gemacht werden, indem man sie frisch verarbeitet und so in anderen Saisonen Eingemachtes, Eingelegtes, Marmeladen etc. zur Verfügung hat.

Natürlich regional

„Österreich ist DAS Bio-Land in der Europäischen Union. Kein anderes Land kann einen derart großen Bio-Anteil der landwirtschaftlichen Fläche (25 Prozent) oder einen derart hohen Anteil an Bio-Höfen (22 Prozent) vorweisen. Das bietet KonsumentInnen die Möglichkeit, aus einem unvergleichbar großen Angebot an regionalen, saisonalen Bio-Lebensmitteln zu wählen. Die Bäuerinnen und Bauern der über 13.500 BIO AUSTRIA-Mitgliedshöfe leben und wirtschaften in ganz Österreich, in allen Bundesländern und in allen Regionen – vom Neusiedlersee über den Wörthersee bis zum Bodensee. Die lückenlose Qualitätssicherung ermöglicht eine Herkunftskennzeichnung und Rückverfolgbarkeit der Lebensmittel bis in die einzelnen Regionen Österreichs, und natürlich bis zum jeweiligen Bauernhof." (BIO AUSTRIA, o. S.)

Der Gütesiegel-Dschungel

„Tagtäglich erbringen die Biobäuerinnen und Biobauern von BIO AUSTRIA vielfältige Leistungen. In erster Linie produ-

zieren sie hochwertige Bio-Lebensmittel. Durch die Art und
Weise ihres Wirtschaftens leisten sie jedoch gleichzeitig
einen positiven Beitrag zum Schutz unserer Böden, des
Wassers und Klimas. Zudem fordern sie die Vielfalt unseres
Lebens durch das Schaffen günstiger Bedingungen für eine
abwechslungsreiche Landschaft und facettenreiche Flora
und Fauna." (BIO AUSTRIA, Informationsmanagement)

Hier die wichtigsten und aussagekräftigsten sprich „ver-
lässlichsten" Siegel, die ich für mich als gut erachte.

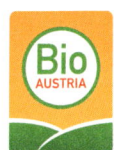

**Produkte
aus Österreich**

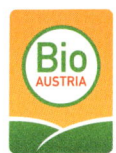

**Produkte
aus Vorarlberg**

Dieses Siegel befindet sich hauptsächlich auf direkt ver-
markteten Bio-Produkten. Die Verbandsrichtlinien sind
strenger als die von der EU-Bio-Verordnung vorgegebenen
(vgl. BIO AUSTRIA, Bio-Konsument).

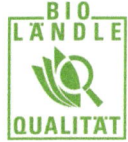

**Produkte aus dem Ländle
Bioqualität**

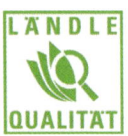 **Bäuerliche Produkte aus Vorarlberg**
Bewirbt ausschließlich die Regionalität.

Was ist das Ländle Gütesiegel?

Das Ländle Gütesiegel soll das Vertrauen zwischen Landwirtschaft und Konsumenten im Ländle weiter ausbauen.
Das Siegel macht kontrollierte Qualität mit definiertem
Wertschöpfungsanteil in Vorarlberg sichtbar. Produkte mit
dem Ländle Gütesiegel sind sicher, regional, gentechnikfrei,
umwelt- und tierfreundlich sowie unabhängig kontrolliert.
Das Siegel wird sowohl für konventionelle als auch für
biologische Produkte vergeben. Neben der Sicherheit für
Konsumenten unterstützt das Siegel ein faires Preisniveau
für die Landwirte und eine Erhöhung der Eigenversorgung
in Vorarlberg.

3G-Herkunftsprinzip

So ist Obst & Gemüse GESETZT + GEWACHSEN + GEERN-
TET in Vorarlberg. Für tierische Produkte wie Milch und
Milchprodukte gilt GEHALTEN + GEFÜTTERT + GEMOLKEN,
für Fleisch GEHALTEN + GEFÜTTERT + GESCHLACHTET,
für Eier GEHALTEN + GEFÜTTERT + GELEGT und für Honig
GEHALTEN + GESAMMELT + GESCHLEUDERT in Vorarlberg.
(Ländle Gütesiegel)

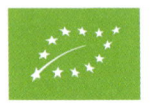 **Bio Produkte**
aus EU-Ländern

AT-BIO-301

„Seit dem 1. Juli 2010 muss auf Bio-Produkten das neue EU-Bio-Logo verwendet werden. Das EU-Bio-Zeichen garantiert Qualität von Bio-Lebensmitteln, die nach den Richtlinien der EU-Bio-Verordnung hergestellt werden. Beim EU-Bio-Logo müssen im gleichen Sichtfeld der Kontrollstellencode und die Herkunftsbezeichnung geführt werden. (BIO AUSTRIA, Bio-Konsument)

Kontrollstellen-Codes

Der Kontrollstellen-Code der Austria Bio Garantie GmbH, AT-BIO-301, setzt sich folgendermaßen zusammen:

AT   =   Österreich
BIO =   biologisch
301 =   Kontrollstelle Austria Bio Garantie GmbH" (BIO
         AUSTRIA, Bio-Konsument)

Zum EU-Bio-Siegel ist anzumerken, dass, laut mündlicher Angabe der Arbeiterkammer, das Siegel nur auf Produkten der EU gültig ist. Ist das Siegel zum Beispiel auf einem Produkt aus China, heißt das nicht, dass bei diesem Produkt die Verordnungen der EU eingehalten worden sind.

Vorteile auf einen Blick:
„Ganz bio

Wer in der EU biologische Lebensmittel produziert, diese weiterverarbeitet oder mit Bio-Lebensmitteln handelt, muss sich an die gesetzlich verpflichtenden Vorgaben der EU-Bio-Verordnung halten. Auch der Import von Bio-Lebensmitteln aus Drittstaaten unterliegt diesen Vorgaben. Alle verpackten Bio-Lebensmittel sind daher am EU-Bio-Logo in Form eines Blattes aus weißen Sternen auf grünem Hintergrund zu erkennen. Bio-Lebensmittel von BIO AUSTRIA-Höfen dürfen darüber hinaus das BIO AUSTRIA-Siegel tragen. Dieses Siegel steht für Bio-Lebensmittel aus der Region, mit Wertschöpfung in Österreich.

Verbands-Mitglieder bewirtschaften ihren gesamten Hof biologisch, nicht nur einen Teil. Das bedeutet: Wenn unterschiedliche Lebensmittel hergestellt bzw. unterschiedliche Produktionssparten betrieben werden, müssen alle diese biologisch erzeugt und bewirtschaftet werden. Ganz sicher Bio-Lebensmittel unterliegen einer strengen und durchgehenden Qualitätssicherung vom Feld bis ins Regal. Alle Bio-Bäuerinnen und Biobauern werden mindestens einmal im Jahr durch externe Bio-Kontrollstellen auf die Einhaltung der Vorschriften geprüft. BIO AUSTRIA-Bäuerinnen und -Bauern erfüllen zusätzlich zu den EU-Bio-Vorgaben die Richtlinien des Bio-Verbandes, die in zahlreichen Bereichen über die Anforderungen des EU-Bio-Rechts hinausgehen. Sie werden daher von den Kontrollstellen zusätzlich auf die Einhaltung der BIO AUSTRIA-Richtlinien geprüft. Um die strengeren Anforderungen erfüllen zu können, erhalten Verbands-Mitglieder laufend individuelle Beratungen und Schulungen." (BIO AUSTRIA, o. S.)

Achtung: Der Konsument kann sehr leicht getäuscht werden, wenn Bezeichnungen wie „aus naturnahem Anbau" oder „aus umweltgerechter Landwirtschaft" oder „aus kontrolliertem Anbau" verwendet werden. Solche Bezeichnungen haben mit „Bio" nichts zu tun. „Nur die Worte ‚bio' und ‚ökologisch' sind gesetzlich geschützt." (BIO AUSTRIA, Bio-Konsument)

Das Thema „Bio" ist sehr umfangreich. Es erfordert eine gewisse Ernsthaftigkeit und Ausdauer, sich damit auseinanderzusetzen. Meiner Erfahrung nach lohnt es sich.

Was ich als großen Vorteil sehe, ist, dass das erworbene Wissen über bestimmte Dinge unabhängig macht. Unabhängigkeit bedeutet für mich Freiheit in meinem Denken und Handeln. Ich spare so jede Menge Zeit, Geld und Energie. Es gibt Tausende kleine Dinge, die umgesetzt werden können, um einen Beitrag zu leisten, die Welt etwas besser zu gestalten.

Abschließend möchte ich gerne diesen Satz mit Ihnen teilen, denn er trägt sehr viel Weisheit in sich:
„Nur etwas zu wissen, ohne danach zu handeln, ist eigentlich ein Nichtwissen, denn die Weisheit offenbart sich, indem man das tut, was man weiß." (Duprée, S. 9)

In diesem Sinne wünsche ich Ihnen, liebe Leserinnen und Leser, ins Tun zu kommen, für Ihre gute und natürliche Gesundheit.

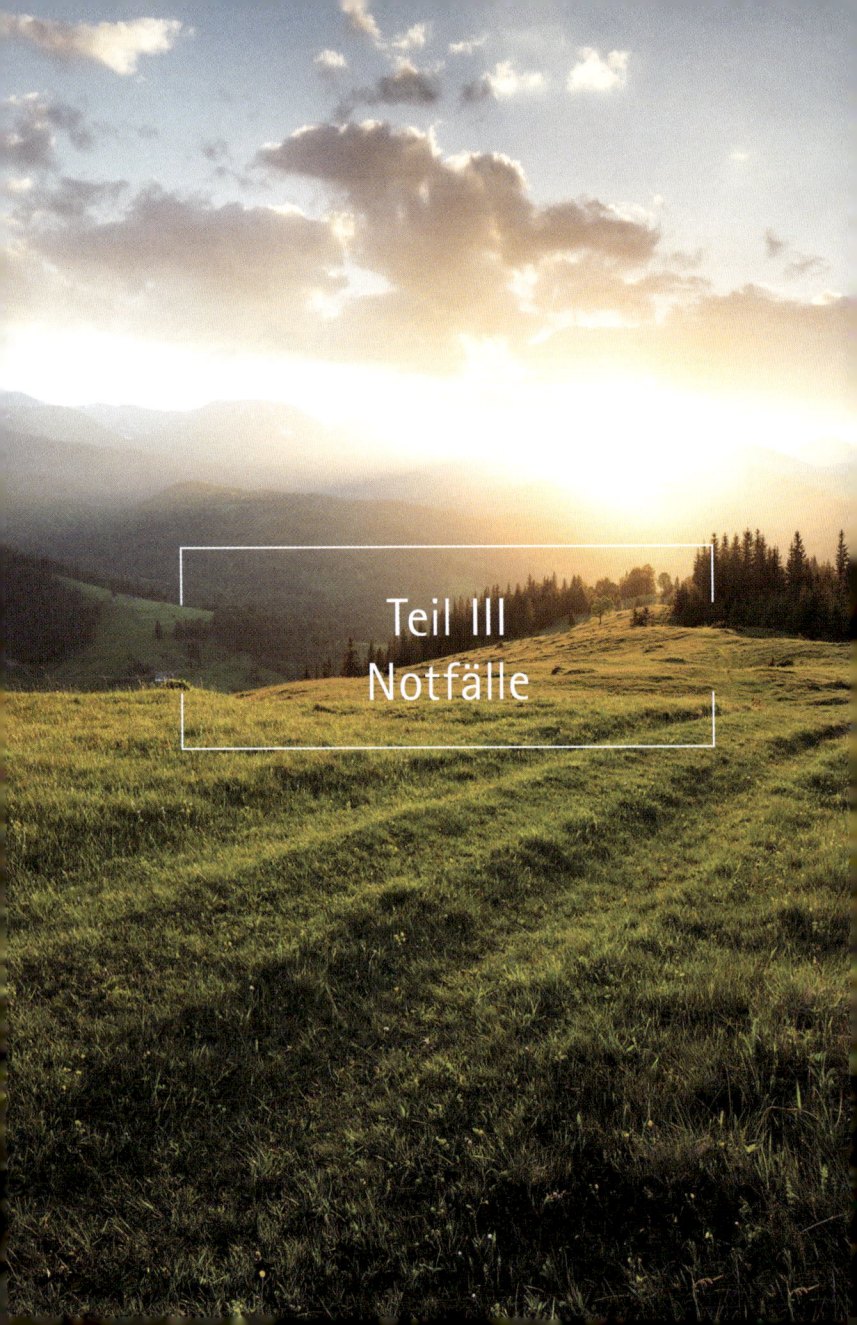

Teil III
Notfälle

Notrufnummern Österreich

Speichern Sie diese Nummern in Ihrem Telefon, damit Sie sie im Notfall prompt zur Verfügung stehen.

Rettung 144
Notarzt 141
Polizei 133
Feuerwehr 122
Euronotruf 112
Bergrettung 140

Kinder-Notruf 147
Telefonseelsorge 142

Vergiftungszentrale 01/4064343
Gesundheitsberatung 1450
Apotheken Notruf 1455

Opfer-Notruf 0800 112 112
Frauen-Notruf 01 717 19
Psychiatrische Soforthilfe 01 313 30

Pannenruf ÖAMTC 120

Kartensperre
Visa 01 711 110
Euro/Mastercard 01 717 01 4500
Bankomat 0800 2048800

Alle Notrufstellen sind nachlesbar auf www.notrufnummer.at

Teil IV
Literatur

BIO AUSTRIA – Bio-Konsument (o. J.).
Unter: https://www.bio-austria.at/bio-konsument/was-ist-bio/woran-erkenne-ich-bio/ (Zugriff am 10.05.2020)

BIO AUSTRIA – Informationsmanagement (o. J.).
Unter: https://www.bio-austria.at/informationsmanage-ment/ (Zugriff am 10.05.2020)

BIO AUSTRIA – Verein zur Förderung des Biologischen Landbaus (16. Mai 2019): Ganz bio. Ganz sicher. Ganz regional.
Unter: https://www.ots.at/presseaussendung/ OTS_20190516_ OTS0155/ganz-bio-ganz-sicher-ganz-regi-onal-bild. (Zugriff am 03.11.2019)

BIO AUSTRIA Vorarlberg und Bio Vorarlberg reg. Gen. MbH (Hrsg.) (2010): Bio Einkaufsführer für Vorarlberg. Bio ein-kaufen & genießen, Bregenz

Begle, Klaus/Vogt, Bernadette (2019): uns reicht's! Reden der Vorarlberger Sonntagsdemonstrationen 2018–2019 für Menschlichkeit und Demokratie. (1. Aufl.), Bucher, Hohe-nems, Vaduz, Zürich, München.

Bremness, Lesley (1996): Kräuter Gewürze und Heilpflanzen mehr als 700 Arten aus aller Welt. Handbuch der Natur. Mondo, Vevey

Duprée, Ulrich Emil (2016): Ho'oponopono. Das hawaiiani-sche Vergebungsritual. (24. Aufl.), Schirner Verlag, Darm-stadt.

Egli, Judith/Emmenegger, Julia (2008): Förderung der Eigenheilkräfte. Gesundheits- und Krankenpflege mit natürlichen Anwendungen für gross und klein. (7. Aufl.), AEGIS, Schweiz

Esser, Margot (o. J.): Aloe vera. Aloe barbadensis Miller oder Aloe vera Linné. (Publikation), Heilpflanzen-Institut e. V., Seehausen

Esser, Margot (o. J.): Schwarzer Sesam. Sesamum Indicum Nigrum. (Publikation), Heilpflanzen-Institut e. V., Seehausen

Global 2000 (o. J.).
Unter: https://www.global2000.at/saisonal-einkaufen

Graf, Friedrich P. (2014): Nicht impfen – was dann? (6. Aufl.), Sprangsrade, Ascheberg

Hahnemann, Samuel (2002): Organon der Heilkunst. Aude sapere. Haug, Stuttgart

Hahnemann, Samuel (2011): Hahnemanns Arzneimittellehre.Band 1: Aconitum – Coffea (2. Aufl.), Narayana, Kandern

HBB-Heilpraktiker Berufs-Bund (o. J.).
Unter: https://www.heilpraktiker-berufs-bund.de/patienten/ natur-heilkunde/255-wickeltherapie-wickeln-und-auflagen.html (Zugriff am 24.4.2020)

Hirsch, Siegrid/Grünberger, Felix (2012): Die Kräuter in meinem Garten. 500 Heilpflanzen, 2000 Anwendungen,

1000 Rezepte, Botanik, Anbau, Magisches, Homöopathie, Hildegardmedizin, TCM, Volks-heilkunde. Freya, Linz

Kurz West, Susan/Monte Tom (2007): Das Dr. Hauschka-Konzept. Schönheit pur. (1. Aufl.), Wilhelm Goldmann, München.

Ländle Gütesiegel (o. J.).
Unter: http://www.laendle.at/unternehmen/guetesiegel/ (Zugriff 18.05.2020)

Marberger, Ulli (o. J.): Elfenküche Suppenmanufaktur. Dornbirn

Messner, Gertrude (2006): Gesund durchs Jahr mit der Kräuterbäuerin. Loewenzahn, Innsbruck

Metzler, Christof & Metzler, Barbara (o. J.): Der Kinderarzt vom Bodensee. Kinder- und Jugendarzt.
http://elternpluskinder-shop.de/index.php/info-videos (Zugriff am 13. 09. 2019)

Mohinder, Singh Jus (2007): Verletzungen homöopathisch behandeln. (1. Aufl.), Homöosana, Augsburg

Müller, Markus (Hrsg.) (2020): Medizinische Universität Wien.
Unter: www.meduniwien.ac.at. (Zugriff am 24.04.2020)

Österreichische Gesellschaft für Homöopathie (o. J.).
Unter: www.homoeopathie.at (Zugriff am 24.04.2020)

Petek-Dimmer, Anita (2006): Kritische Analyse der Impf-problematik. Ein Kompendium über die wahre Natur der Impfungen, ihre Pathogenität und Wirkungslosigkeit. Band 1 (2. Aufl.), AEGIS, Schweiz

Presseinformation (2017).
Unter: https://www.meduniwien.ac.at/web/fileadmin/content/ presseser-vice/presseaussendungen/pdf_2017/PA_Zecken-Studie_2017.pdf
(Zugriff am 24.4.2020)

Pschyrembel, Willibald (1986): Pschyrembel Klinisches Wörterbuch. (255. Aufl.), de Gruyter, Berlin

Puritum (o. J.).
Unter: https://www.puritum.de/gut-zu-wissen
(Zugriff am 24.04.2020)

Richter, Isolde (2004): Lehrbuch für Heilpraktiker. Medizi-nische und juristische Fakten (5. Aufl.), Urban & Fischer, München

Roger, Morrison (1997): Handbuch. Der Homöopathischen Leitsymptome und Bestätigungssymptome. (2. Auflage), Kai Kröger, Wittensee

Schertler, Rochus (2005): Vorarlberger Kräuterwelten. Ein botanischer Streifzug durchs Ländle. Loewenzahn, Innsbruck

Schmidt, Josef M. (2001): Taschenatlas Homöopathie in Wort und Bild: Grundlagen, Methodik und Geschichte. Haug, Heidelberg

Schubert, Christian (Hrsg.) (2015): Psychoneuroimmunologie und Psychotherapie. (2. Aufl.), Schattauer, Stuttgart

Schubert, Christian/Amberger, Madeleine (2016): Was uns krank macht, was uns heilt. Aufbruch in eine neue Medizin. Fischer & Gann, Munderfing

Stadelmann, Ingeborg (1994): Die Hebammensprechstunde. Einfühlsame und naturheilkundliche Begleitung zu Schwangerschaft, Geburt, Wochenbett und Stillzeit mit Kräuterheilkunde, Homöopathie und Aromatherapie. (8. Auflage), Stadelmann, Wiggensbach

Sucht Schweiz (Hrsg.) (o. J.): Alkohol im Körper – Wirkung und Abbau. Jugendliche und Alkohol. Ein pädagogisches Hilfsmittel für Lehrpersonen der Oberstufe mit Vorschlägen zur Unterrichtsgestaltung (Heft 2), bildung+gesundheit. Netzwerk Schweiz.
Unter: https:// www. suchtschweiz.ch/fileadmin/user_upload/DocUpload/alkohol_koerper.pdf
(Zugriff am 24.04.2020)

Turner, A. Kelly (2015): 9 Wege in ein krebsfreies Leben. Wahre Geschichten von geheilten Menschen, Irisiana, München

Vermeulen, Frans (2005): Synoptische Materia Medica. (4. Aufl.), Kai Kröger, Wittensee

Vithoulkas, Georgos (1993): Die Wissenschaftliche Homöopathie. Theorie und Praxis naturgesetzlichen Heilens. (5. Aufl.), Ulrich Burgdorf, Göttingen

Vithoulkas, Georgos/Woensel, Erik van (2014): Ebenen der Gesundheit. Ein homöopathisches Konzept zur strukturierten Fallbehandlung. (1. Auflage), Urban & Fischer, München

Waibel, Katharina (2015): wilde weiber wünsche. Pflanzen, Sehnsucht und Begierde. (1. Aufl.), Bucher, Hohenems-Wien-Vaduz

Weber, Thomas (2016): 100 Punkte Tag für Tag. Miethühner, Guerilla-Grafting und weitere alltagstaugliche Ideen für eine bessere Welt. Residenz, Salzburg, Wien.

Winterer, Andreas (Red.) (o. J.): Utopia.
Unter: https://utopia.de
(Zugriff am 24.04.2020)

Meine Notizen